ÉTUDES

MALADIES DU PANCRÉAS

Lyon. — Imprimerie d'Aimé Vingtrinier.

ÉTUDES

SUR LES

MALADIES DU PANCRÉAS

PAR

LE DOCTEUR E. ANCELET,

(DE VAILLY-SUR-AISNE)

Membre titulaire de la Société de médecine de l'Aisne,
membre correspondant de la Société de médecine pratique de Paris,
de la Société impériale de médecine de Lyon,
de l'Académie impériale de Reims.

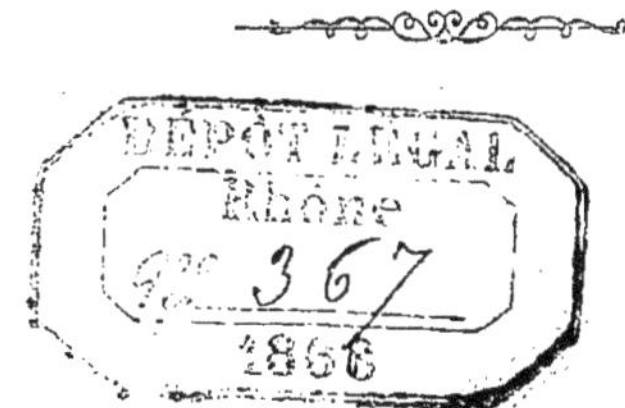

PARIS

F. SAVY, LIBRAIRE-ÉDITEUR,

RUE HAUTEFEUILLE, 24.

1864

ÉTUDES

SUR LES

MALADIES DU PANCRÉAS

Malgré l'importance que la physiologie moderne attribue au pancréas dans l'acte de la digestion, sa pathologie a été peu étudiée jusqu'ici, surtout en France, et l'on a à peu près épuisé la liste des tentatives faites chez nous pour élucider ce sujet en citant les travaux de Bécourt (a), de Mondière (b), de Moyse (c), et enfin les quelques pages de M. Fauconneau-Dufresne (d).

Ces travaux, sans doute, ont une incontestable valeur, mais tels qu'ils ont été conçus et exécutés, ils ne sauraient donner une idée suffisamment exacte des notions qui ressortent de l'ensemble des faits.

C'est, en effet, seulement en soumettant le plus grand nombre d'observations possible à une analyse rigoureuse, en les comparant soigneusement dans leurs détails, que l'on peut parvenir à déterminer ce qu'il y a de définitivement acquis, à indiquer les lacunes que les observateurs auront surtout à combler. Telle est la marche que j'ai voulu suivre

---

(a) Rech. sur le pancréas, ses fonctions, ses altér. organ. Th. de Strasbourg, 1830.

(b) Rech. pour servir à l'hist. path. du pancréas. In Arch. gén. de méd., 1836.

(c) Etude hist. et crit. sur les fonctions et les maladies du pancréas. Th. de Paris, 1852.

(d) Maladies du foie et du pancréas, 1856.

dans ma thèse inaugurale (*e*), travail dont la mise en œuvre, hâtée par des circonstances imprévues, est au moins insuffisante.

Les affections du pancréas sont-elles aussi rares que l'on veut bien le dire? Jos. Frank (*f*), qui reproche cette assertion à Baillie et à Vetter, rappelle à ce dernier qu'ils en ont rencontré très-souvent ensemble. J'en ai observé moi-même trois cas ; deux autres m'ont été communiqués par les docteurs Henrot et Destrez ; enfin j'ai colligé dans les auteurs près de 330 faits avec autopsie, et il n'est pas douteux qu'ils ne se multiplient dès que l'attention ser asérieusement éveillée.

Autant que possible, j'ai eu recours aux sources primitives. Je regrette toutefois de ne connaître que par des extraits et de n'avoir pu trouver ni en librairie, ni dans les bibliothèques publiques les travaux des pathologistes allemands, notamment ceux de Rahn, de Hesse, de Vogel, de Schmackpfeffer, etc.

Tous ces faits, à la vérité, n'ont point une égale valeur, et quelques-uns sont fort incomplets. J'ai cru néanmoins devoir les faire entrer en ligne de compte. S'ils sont muets sur certains points, ils contiennent toujours quelques renseignements utiles et qu'il ne faut point dédaigner.

Dans leur classement, je me suis préoccupé bien plus de l'ensemble des caractères que du titre de l'observation.

Rapprochant leurs différents éléments, je décris les lésions et les symptômes, et je prends soin de ne rien avancer sans en fournir immédiatement la preuve.

Puis discutant la valeur et la signification des données fournies par l'analyse, je tente de les généraliser.

J'essaie enfin d'en tirer les déductions pratiques.

Telle est la voie que j'ai suivie, fastidieuse pour l'auteur, fastidieuse pour le lecteur, mais du moins conduisant plus

(*e*) Essai analytique sur l'anat. path. du pancréas, 1856.

(*f*) Pathologie interne, trad. de Bayle, t. VI.

sûrement au but; et ce but, je l'ai déjà dit, est de montrer ce qui est acquis, et plus encore, ce qui reste à faire.

Plus d'une fois, je dois l'avouer, en présence des difficultés du sujet, de l'insuffisance des résultats obtenus, j'ai jeté loin de moi cette œuvre inachevée, et puis je me suis dit que si l'ouvrier était inhabile, les matériaux, du moins, n'étaient point sans valeur, qu'ils pouvaient être repris par de plus autorisés, et je me suis décidé enfin à confier ce travail à la bienveillance du lecteur.

APANCRÉATIE.

Le pancréas manque chez les monstres ancéphales.

Melle ne l'a pas trouvé chez un fœtus bicéphale. « *Mirum* « *certè*, dit-il, *dùm plerisque in animalibus pancreas inve-* « *nitur et piscibus datum, et sœpe plura quam unicum dedi[t]* « *natura hic defuit, adfuit aliud quoddam corpus.* » (a)

Malgré l'opinion de Meckel et de Jos. Frank, il peut encore manquer dans d'autres cas. C'est ainsi que Mellet et Gastellier ne l'ont point trouvé chez deux enfants atteints d'exomphale considérable et morts peu après la naissance.

Dans l'observation de Mellet (b), la tumeur tombant sur le bas-ventre communiquait avec la cavité abdominale par une ouverture large de un pouce et demi, située à deux lignes du nombril, sur la région ombilicale. Cette tumeur contenait l'intestin grêle, le colon, le mésentère, l'aorte, le rein et la capsule surrénale droits. Les organes du bassin étaient sains; il n'y avait ni pancréas, ni péritoine, ni épiploon.

Dans le cas de Gastellier (c), chez un enfant monstre né avant terme et qui vécut une heure, une poche membraneuse contenait le foie, l'estomac, la rate, l'épiploon et le

(a) Nov. acta cur. nat., t. VI, app. p. 185.
(b) Anc. journ., t. IV, p. 319.
(c) Anc. journ., t. XXXIX, p. 27.

mésentère. Le pancréas, les reins et toutes les parties génitales manquaient.

ARRÊT DE DÉVELOPPEMENT.

Nous mentionnerons sous ce titre le fait suivant, d'ailleurs assez vague, cité par Aubery (*d*), et dont nous n'avons point trouvé d'autres exemples : chez un enfant de six jours, l'estomac bien conformé adhère au pancréas dans son tiers postérieur. Le canal intestinal, replié deux fois sur lui-même dans l'épaisseur de cet organe, s'y termine en cul-de-sac. Les canaux cystique et cholédoque aboutissent dans le pancréas sans se réunir. Il n'y a pas de canal pancréatique.

DIPANCRÉATIE.

Les monstres bicéphales présentent souvent deux pancréas (*e*) et non toujours, puisque dans l'observation précédemment citée de Melle, cet organe faisait défaut.

Devons-nous considérer comme un second pancréas, ou seulement comme un développement exagéré du petit pancréas de Winslow, les faits rapportés sous ce titre par Blaës (*f*) et par Young (*g*)?

DÉPLACEMENTS.

Nous en distinguons plusieurs espèces :

A. *Déplacements intra-abdominaux.* — 1º Par suite d'une pression continue, comme celle des corsets, par exemple, le pancréas peut, avec d'autres organes abdominaux, descendre beaucoup plus bas que d'habitude, jusqu'à la troi-

---

(*d*) Bull. de la Faculté de médecine, t. I, p. 4.
(*e*) Lachaise. De la duplicité monstrueuse, 1827, p. 32.
(*f*) Obs. med. rariores, 1677.
(*g*) Cité par Fauconneau-Dufresne.

sième ou la quatrième vertèbre lombaire. Ces cas ne sont pas rares (*h*).

2° Il peut être repoussé dans l'hypochondre gauche par le foie hypertrophié.

3° On l'a vu, adhérent à la rate et tiré par elle, étrangler le colon transverse (*i*).

B. *Déplacements par invagination intra-intestinale.* — En voici un exemple :

Chez un homme de 24 ans, la troisième portion du duodénum, contenant le pancréas verticalement placé, est invaginée dans le commencement du jéjunum, le mésocolon transverse et la partie droite du grand épiploon dans le colon descendant qui, ainsi que le rectum, contient la fin de l'iléon, le cœcum, le colon ascendant et le transverse (*j*).

C. *Déplacements intra-thoraciques.* — 1° Par vice de conformation congénital du diaphragme. Tels sont les cas suivants :

G. Clauder a vu une hernie diaphragmatique de l'estomac, du duodénum et du pancréas, chez un homme mort de la maladie noire (*l*).

Dans un fait observé par Campbell (*m*), la partie pylorique de l'estomac, l'intestin grêle, une partie du colon, la rate, le pancréas, le grand épiploon, étaient dans la cavité gauche de la poitrine. La moitié correspondante du diaphragme manquait. Le poumon ressemblait au thymus et ne paraissait pas avoir été distendu par l'air.

Enfin, dans le cas de Weyland (*n*), une partie des organes abdominaux étaient renfermés dans le côté gauche de la poitrine, le droit contenant le thymus, le cœur et les deux poumons.

(*h*) Sappey.

(*i*) Fr. Alonso. Arch. espag. cité par Fauconneau-Dufresne.

(*j*) Baud. Recueil périodique, t. XXIV, p. 24.

(*l*) De obs. anat. mir. ad Ruysch, 1661. In Dict. hist. de Dezeimeris.

(*m*) Recueil périodique, t. LXXVIII, p. 416.

(*n*) Diss. méd., 1831, p. 7.

2º Par rupture du diaphragme.

Cavalier (o), Vecker (p), Saint-André (q), en citent chacun un exemple. Dans les deux derniers, la lésion s'était produite sous l'influence d'un émétique violent. Le diaphragme était déchiré ; une partie du colon, l'épiploon et le pancréas étaient passés dans la poitrine qui contenait du sang provenant de la déchirure des vaisseaux de cet organe. La mort avait été prompte.

3º Par ulcération du diaphragme.

Cette condition s'est rencontrée dans les observations de Blancard, de Hertod et de Totenfeld, que nous rapporterons en traitant du cancer.

D. *Déplacements extra-abdominaux.* — Geoffroy-Saint-Hilaire l'a observé chez les monstres qu'il désigne sous le nom d'*aspalasomes* (r).

Le pancréas peut suivre d'autres organes dans l'exomphale congénitale. Chez un enfant mort-né à terme, Marrigues (s) trouva à la partie inférieure de la région épigastrique une poche sphérique de 14 pouces de diamètre pédiculée à l'ombilic, dont les parois étaient formées par la peau et le péritoine.

Elle contenait à droite et en haut le foie, en haut et à gauche la rate en partie recouverte par l'estomac qui se trouvait au milieu. Le pancréas, recouvert par l'épiploon, était derrière l'estomac, et son canal se rendait, avec le cholédoque, dans le duodénum ; il était tiré en bas. Les intestins occupaient le reste de la tumeur. Tous ces organes, sains d'ailleurs, étaient agglutinés. La cavité abdominale ne contenait que les reins, les capsules surrénales et une partie de l'œsophage.

Le même observateur (t) vit chez un fœtus de cinq mois

(o) Th. de Paris, 1804, p. 18.
(p) Brera sylloge. select. opusc., t. VII, p. 259.
(q) Cité par Fauconneau-Dufresne.
(r) Journ. complém., t. XXI, p. 236-270.
(s) Anc. journ., t. II, p. 32.
(t) Ibid., t. III, p. 433.

une hernie ombilicale contenant ces mêmes parties à peu près dans le même ordre que dans le cas précédent ; seulement l'œsophage avait conservé sa position ordinaire.

Une autre observation rapportée dans le même recueil (u) nous fait voir le pancréas non plus dans le sac herniaire, mais seulement dans sa portion pédiculée.

LÉSIONS TRAUMATIQUES.

La situation profonde du pancréas et son petit volume doivent rendre ses plaies fort rares. En même temps, la multiplicité des organes qui seraient lésés, la gravité de ces blessures, ne permettent guère d'étudier ce qui pourrait être particulier au pancréas. « On a annoncé que l'on pou-« vait reconnaître cette lésion à l'écoulement d'un liquide « transparent par la plaie extérieure, dit Dupuytren (v), « mais la profondeur à laquelle l'organe est placé doit ren-« dre cet écoulement impossible. D'ailleurs, une simple « augmentation dans l'exhalation de la sérosité péritonéale « suffirait pour faire croire à l'écoulement du sac pancréa-« tique. Au surplus, les observations sur ce sujet nous font « complètement défaut. »

Dans ses expériences, Brunner (x) a vu le canal pancréatique coupé se rétablir.

Dans un autre cas, il enleva un pouce de tissu ; les deux bouts du conduit s'obstruèrent, et des adhérences s'établirent entre le pancréas, le duodénum et une partie de l'épiploon.

Dans les plaies compliquées de ligature, il devenait calleux et s'atrophiait. L'animal se rétablissait au bout de quelques jours et ne présentait ensuite aucun changement dans ses habitudes.

(u) Ibid., t. II, p. 322.

(v) Leçons orales de clinique chirurgicale, 1839, t. VI, p. 432.

(x) Acta cur. nat., 1688, p. 243. Coll. acad. part. etr., t. VII, p. 650. — Exp. nova circa pancreas, 1709.

Dans les cas d'ablation du pancréas, les glandules dites de Brunner s'hypertrophiaient.

Nous n'avons rien à dire de ces expériences, sinon que Sandras et M. Bernard ont vu constamment périr les animaux en voulant les répéter.

M. Lambron (y) a observé une arête de poisson qui, après avoir traversé les parois intestinales, était venu s'implanter dans la tête du pancréas.

Trois observations signalent la rupture de cet organe. Dans celle de Travers (z), une femme ivre fut écrasée par une voiture. Les côtes étaient fracturées, le foie contus, déchiré, le pancréas rompu transversalement. Il y avait un vaste épanchement de sang dans l'abdomen, la veine-porte était restée intacte.

Les deux autres faits, ceux de Vecker et de Saint-André, que nous avons déjà eu occasion de signaler, présentent ceci de commun que dans tous deux la rupture avait été déterminée par de violents efforts de vomissement, que le pancréas était passé dans la poitrine, que ses vaisseaux étaient déchirés.

FISTULES.

Il n'en existe que des observations douteuses que l'autopsie n'a pas sanctionnées (w). On n'a pu qu'en soupçonner l'existence d'après le siége de la lésion, la nature et le mode d'excrétion du liquide altéré qui s'écoulait. Il faut donc attendre que des faits plus complets viennent en donner la démonstration directe.

PANCRÉATITE.

Nous rapprocherons de l'inflammation les deux lésions suivantes qui nous paraissent en être un des modes, une des périodes :

(y) Cité par Fauconneau-Dufresne.
(z) The Lancet, 1827, t. XII, p. 384.
(w) Bernard, *Mémoire sur le pancréas* 1856.

Le *ramollissement* que caractérise l'infiltration du tissu cellulaire inter-lobulaire par un liquide séreux ou séro-sanguinolent. Cet état s'est rencontré dans les grandes intoxications : rougeole (*a*), variole (*b*), fièvre jaune (*c*), fièvre typhoïde (*d*), etc. Dans un cas observé par M. Andral, la parotide présentait la même altération.

L'*hypérémie* (obs. 1 et 2) caractérisée par une coloration plus foncée, sans autre modification. Cette rougeur peut persister longtemps, puisqu'on la retrouve encore, d'après M. Bécourt, sur une pièce conservée au musée anatomique de Strasbourg. Elle peut être partielle, comme le prouve le fait de Morgagni et un autre d'Aran, que nous citerons en parlant des tubercules.

Cette rougeur se retrouve dans l'*inflammation franche*. Dans celle-ci, le volume de l'organe est augmenté. Sa consistance est augmentée, plus rarement diminuée (obs. 7), ce qui paraît dû à l'infiltration (obs. 4). Incisé, il laisse écouler des gouttelettes de sang (obs. 3, 6).

Cette inflammation peut être générale ou partielle et, dans ce cas, attaquer soit le corps (obs 7), soit la tête (obs. 3, 6) de l'organe. Elle peut être déterminée par la présence de concrétions calculeuses (*e*). Dans l'un de ces cas, elle avait pris la forme pseudo-membraneuse.

Si la suppuration s'établit, elle peut revêtir la forme de pustules siégeant à la surface de l'organe (obs. 24) ou de petits foyers purulents disséminés dans son parenchyme (obs. 10).

L'abcès, dans certains cas, se forme dans le tissu cellulaire qui entoure le pancréas (obs. 20) ; quelquefois la gaîne celluleuse se tasse et forme les parois du foyer (obs. 12, 22).

(*a*) Portal. Anat. méd., t. V, p. 359, 2 cas.

(*b*) Ibid., 1 cas.

(*c*) Rennes. Arch. gén. de méd., t. IX, p. 322.

(*d*) Prost. Méd. écl. par l'observ. — Lherminier cité par Andral: 2 ou 3 cas. — Andral. Clin. méd., t. I, p. 153.

(*e*) Voyez Calculs, obs. 15 et 16.

La suppuration marche alors des parties superficielles vers les profondes, détruisant le tissu cellulaire et laissant parfois intacts les lobules glandulaires.

Plus ordinairement le pus se réunit en foyer dans l'épaisseur de l'organe, le foyer s'étend en repoussant les parois qui perdent leurs caractères anatomiques, se changent en un tissu rougeâtre, dur, friable, d'apparence homogène (obs. 13). La suppuration peut aller jusqu'à détruire le pancréas tout entier (obs. 18, 26.)

La quantité de pus, le volume de la tumeur peuvent être considérables. Dans un cas (obs. 27), au milieu du pus se trouvaient des concrétions calcaires.

Le pancréas enflammé contracte des adhérences avec les organes qui l'entourent : avec le foie (obs. 11), l'estomac (obs. 11, 14, 27), l'intestin (obs. 13), le mésocolon (obs. 12), et le pus peut se faire jour dans ces différents organes ou se répandre dans la cavité abdominale (obs. 11).

Pour compléter ce que nous avons avons à dire sur la suppuration, ajoutons qu'elle a été observée dans l'infection purulente. Sur 222 cas de péritonite puerpérale, Tonnellé a trouvé deux fois du pus dans le pancréas (a). S'agit-il d'abcès métastatiques ou d'inflammation par propagation directe ?

L'observation de Smidthmann, dans laquelle le pancréas était couvert à la fois de taches enflammées ou gangréneuses, établit le rapport qui existe entre l'affection que nous venons de décrire et la *gangrène*. Nous ne mentionnerons toutefois celle-ci que pour mémoire tant les quatre faits que nous avons cru devoir ranger sous ce titre sont incomplets, dépourvus des détails nécessaires. Disons seulement qu'elle peut atteindre le pancréas tout entier (obs. 30), toute sa surface (obs. 31) ou une partie de sa surface. Il est violacé, ramolli, et laisse suinter un ichor noirâtre, fétide. Les parties voisines peuvent présenter la même altération (obs. 30).

(a) *Archives générales de médecine*, t. 22 p. 487.

Disons quelques mots des lésions que 13 observations signalent dans d'autres organes.

Le foie a été trouvé sain (obs. 7), jaune (obs. 1), dur, hypertrophié (obs 2), contenant aussi des abcès (obs. 3, 11). Les conduits biliaires étaient obstrués à leur point d'insertion dans deux cas (obs. 3, 16.)

La rate était ramollie, augmentée de volume dans quatre cas (ob. 1, 2, 4, 26). L'estomac était enflammé (ob. 7, 27, 31), ainsi que les intestins (obs. 2, 5, 7, 17, 31). L'observation de Smidthmann présente un abcès du rein droit.

La relation que l'on croyait exister entre le pancréas et les glandes salivaires, relation sur laquelle Mondière a particulièrement insisté au point de vue pathologique, mais sans preuves suffisamment nombreuses, nous engage à rappeler les faits d'Andral et de Schmaekfeffer dans lesquels les parotides étaient enflammées. Il en était probablement de même dans celui de M. de la Tremblaye qui a observé la salivation chez son malade.

Nous verrons plus loin que le ptyalisme est loin d'avoir, sous le rapport symptômatique, la valeur que l'on a cherché à lui attribuer. Au point de vue *étiologique*, nous ne sommes guère disposé à admettre une relation de cause à effet entre l'inflammation du pancréas et celle des parotides. Nous ne voyons dans ces lésions simultanées que le résultat d'une même cause générale agissant à la fois sur l'un et l'autre organe. Le malade de M. Andral était atteint de fièvre typhoïde, celui de Schmackpfeffer était soumis au traitement mercuriel, et c'est à l'influence de cet agent, que nous croyons devoir rapporter et la pancréalite et la parotidite.

L'action de la grossesse n'est indiquée que dans l'observation de Lawrenec. L'inflammation des organes voisins nous paraît une condition étiologique bien mieux établie. Casimir Broussais a signalé celle du duodénum (a). Jos.

____

(a) De la duodénite chronique Th. de Paris 1825.

Frank (*b*) celle de l'estomac et du foie. Les observations nous font voir l'inflammation consécutive à une hernie étranglée (obs. 23), à celle du cordon (obs. 20), du rein (obs. 28). Dans 2 cas l'inflammation était déterminée par la présence des calculs dans le pancréas.

Est-ce le hasard seul qui nous fait trouver 4 femmes et 15 hommes?

Quant à l'âge des sujets il était de 2 à   6 ans chez 2.
20 à 30 » » 5.
30 à 42 » » 4.

Nous serons malheureusement obligé d'être fort incomplet sur la *symptômatologie*. 20 observations seulement nous fournissant, sur l'état de malades, pendant la vie, des renseignements qui d'ailleurs laissent beaucoup à désirer. Indépendamment des faits cités plus haut, 1 malade était atteint de fièvre typhoïde (obs. 1), 2 autres d'anévrysme (obs. 2, 5) sans détails plus circonstanciés.

La présence d'une tumeur épigastrique n'est indiquée que dans l'observation de Haygarth.

Nous nous sommes déjà expliqué sur la présence et la signification du ptyalisme.

La soif (obs. 4), l'anorexie (obs. 7), les éructations (obs. 3), les nausées (obs. 31.) n'ont guère été notées et ne paraissent point avoir une grande valeur.

La douleur siégeait à la région épigastrique dans 7 cas (obs. 3, 4, 6, 7, 11, 14, 31.), à la région dorsale ou lombaire dans 2 (obs. 12, 21.). Elle était permanente (obs. 7.), pongitive (obs. 6.), très-vive (11, 12.). Les coliques signalées par Greisel, par Aubert et par Bonz s'exaspéraient dans ces deux derniers cas sous l'influence des aliments.

Les vomissements ont été notés dans sept observations : Dans trois, leur nature n'est point indiquée (obs. 4, 12, 18); deux fois ils étaient bilieux (obs. 6, 16), dans deux autres, ils contenaient les aliments, de la bile et des mucosités (obs. 7, 29).

(*b*) Pathologie interne T. 6.

Quant à l'état des selles il y avait de la constipation dans le fait de Crampton. A la constipation succéda la diarrhée chez le petit malade de M. de la Tremblaye, et les selles contenaient une matière huileuse. La diarrhée est mentionnée dans quatre observations (obs. 6, 9, 12, 31).

Nous trouvons l'ascite dans les observations 3, 9, 15, 17. Le sujet de Haygarth était ictérique.

L'émaciation est indiquée dans cinq cas (obs. 3, 7, 11, 12, 31). Exceptionnellement dans l'observation de Greisel le sujet était très-gras.

Chez 2 malades (obs. 7, 25), le décubitus dorsal était impossible.

Les symptômes qui précèdent semblent pouvoir se rencontrer dans l'inflammation à toutes ces périodes. En existe-t-il qui puissent indiquer que la suppuration s'est établie ?

Notons que dans l'un de ces cas, il y avait absence de troubles digestifs (obs. 23). La fièvre (obs. 21), l'insomnie (obs. 8, 25), la lypothimie (obs. 8, 18) ne nous semblent point avoir une bien grande valeur. Mais nous croyons que la permanence des douleurs sans amélioration ou même avec aggravation de l'état général (obs. 11), que la présence du pus dans les selles (obs. 16) peuvent au moins faire présumer qu'il y a eu ouverture de l'abcès.

Quant à la gangrène, il suffira de faire remarquer la sensation du froid interne avec syncope indiqué dans l'observation de Reisel.

Obs I. — Pancréas coloré en brun à l'extérieur et à l'intérieur, son tissu ne paraît pas autrement altéré, foie jaune, rate très-hypertrophiée et ramollie.

Fièvre typhoïde, (Andral, *Clin. méd.*, t. 1).

Obs. II. — Pancréas induré, du sang en stagnation lui donne une couleur rouge, noirâtre dans la partie voisine de la rate. Rate mollasse, foie dur, hypertrophié, intestins injectés.

Femme de 42 ans, anévrysme, (Morgagni, *Epist.*, 26, n° 34).

Obs. iii. — Pancréas légèrement induré et très-hypertrophié surtout à l'extrémité qui presse sur les conduits biliaires. Il donne à l'incision des gouttelettes de sang, vésicule pleine de bile noire. Les organes qui entourent les conduits biliaires ont contracté avec eux des adhérences inflammatoires ; foie parsemé de petits abcès.

Homme de 35 ans, cardialgie, flatulence, éructations, constipation, fluctuation abdominale, émaciation. (Crampton, *Dublin trans.*, t. 2).

Obs. iv. — Le tissu cellulaire qui entoure le pancréas est chargé de sérosités. L'organe lui-même est rouge foncé formant un frappant contraste avec l'état exsangue prononcé des autres organes. Ses lobules à l'incision sont fermes, cassants. Rate turgide, un peu grosse. Les autres organes et les séreuses sont exsangues pâles comme chez les anémiques. Infiltration dans les méninges.

Femme de 21 ans, enceinte, pâleur, soif, douleurs dans la région du pancréas, vomissements. (Lawrence, *Méd. chir. trans.*, t. 16).

Obs. v. — Pancréas et intestins enflammés.
Femme de 30 ans, morte d'anévrysme. (Morgagni, *Epist.*, 26. n° 21).

Obs. vi. — Pancréas rouge, tuméfié surtout à droite, consistant, pesant 8 onces ; à l'incision gouttelettes de sang. Canal excréteur très-dilaté ; parotides enflammées. Quelques adhérences de la plèvre.

Femme de 29 ans, traitement mercuriel, ptyalisme qui diminue quand la diarrhée augmente ; vomissements de bile ; douleur pongitive à l'épigastre, gonflement des parotides. (Schmackpfeffer, Obs. de quibus de pancr. morb. 1816).

Obs. vii. — Pancréas de volume ordinaire partout malade sauf un quart de la tête et l'extrémité gauche ; le reste est rouge brun foncé, même à l'intérieur, et très-ramolli ; foie sain. L'estomac et le duodénum présentent des traces d'inflammation chronique avec hypertrophie des tuniques surtout de la musculeuse.

Enfant de 6 ans, perte d'appétit, vomissements d'aliments, de mucosités ou de bile. Il va s'affaiblissant. 14 mois après ptyalisme, douleur permanente à l'épigastre augmentant par la pression. Constipation , puis diarrhée ; fèces molles ou dures, huileuses, décubitus sur le côté droit. (De la TREMBLAY, *Soc. méd. d'Indre et Loire*, 1852.)

OBS. VIII. — Vaste abcès du pancréas.

Homme, insomnie complète, lypothimie. (AUBERT.)

OBS. IX. —Pancréas hypertrophié contenant beaucoup de pus liquide.

Homme de 20 ans. Douleurs en plusieurs parties de l'abdomen. Contractures spasmodiques des muscles abdominaux et du canal intestinal. Pesanteur d'estomac après le repas ; diarrhée, hydropisie. (BAILLIE, *Anat. path.* 1803.)

OBS. X. — Pancréas enflammé avec plusieurs petits foyers purulents. (BÉCOURT, *loc. cit.* Pièce du musée de Strasbourg).

OBS. XI. — La tête du pancréas qui adhère intimement au foie et à l'estomac contient un vaste abcès qui s'est ouvert dans l'abdomen en perforant le foie et l'estomac. Le reste du foie et du pancréas sain. Liquide aqueux et pus dans la cavité abdominale.

Homme de 37 ans. Cardialgie. Coliques fréquentes s'exaspérant sous l'influence des aliments. Douleurs atroces surtout la nuit, amaigrissement, épuisement. Les douleurs cessent 8 jours avant la mort, probablement par l'ouverture de l'abcès. (BONZ, *Eph. cur. nat.* 1684).

OBS. XII. — Le pancréas gros, dur, adhère à un sac mou. Le mésocolon transverse est rempli d'environ 4 onces de pus fétide, jaunâtre provenant du pancréas.

Depuis longtemps douleurs violentes dans le dos ; palpitations, vomissements, diarrhée (DOERING, *Journ. d'Altembourg*).

Obs. XIII.—Vaste foyer contenant du pus grisâtre très-fétide et communiquant avec le jéjunum, dont l'origine est perforée dans l'étendue de plus de 1 pouce. Le tissu du pancréas est confondu avec une masse rougeâtre, dense, friable, formant les parois du foyer. Le tissu cellulaire ambiant et les parois intestinales concourent à former cette tumeur. (Gendrin, *Hist. anat. des inflamm.* 1826, t. 2).

Obs. XIV. — Abcès du pancréas qui s'est ouvert dans l'estomac.

Jeune homme. Cardialgie. (Gautier, *De irrit. notitià*).

Obs. XV. — Pancréas à demi-purulent.

Homme hydropique. (Glaser).

Obs. XVI. — Pancréas très-tuméfié contenant un abcès et comprimant les conduits biliaires.

Vomissements bilieux; ictère; tumeur épigastrique, selles mêlées de sang et de pus. Mort après 3 mois. (Haygarth, cité par Percival. *Trans. of the phys. of Ireland* tom. 2).

Obs. XVII. — Pancréas et intestins purulents.

Enfant de 2 ans. Ascite. (Lieutaud, *Hist. anat. méd*).

Obs. XVIII. — Pancréas en suppuration complète.

Homme. Violents accès de goutte; vomissements, syncope.

Obs. XIX. — Pancréas contenant 2 livres de pus.

Obs. XX. — Pus dans le cordon et abcès considérable autour du pancréas.

Homme. Extirpation du testicule. (Portal, *Anat. méd.*, tom. 5).

Obs. XXI. — Le pancréas présente un vaste abcès qui contient beaucoup de pus verdâtre, très-fétide.

Fièvre continue; douleurs du dos et des lombes. (Guy Patin, *Lettres*).

Obs. XXII. — Membrane du pancréas épaisse, séparée du parenchyme, formant un sac purulent.

Homme mort dans l'épuisement. (RIOLAN, *Opera. anat.*, tom. 1).

OBS, XXIII. — Abcès du pancréas.

Homme. Hernie étranglée, pas de troubles digestifs (SCHMAEKPFEFFER, *Obs. de quibusdam-Pancr. morbis*, 1817).

OBS. XXIV. — Pancréas couvert d'une éruption miliaire. (STEGMANN, *Eph. cur. nat.*, déc. 3, an 5 et 6.)

OBS. XXV. — Pancréas volumineux contenant du pus sordide.

Jeune homme. Fièvre quarte, insomnie, décubitus impossible. (TULP, obs. *Méd. rar.*, 1652).

OBS. XXVI. — Pancréas tellement résorbé qu'il n'en reste pas de traces. Rate énorme avec trois appendices. Epiploon putréfié ; épanchement fétide dans le péricarde. (BARTHOLIN, *Hist. anat.*, t. 1).

OBS. XXVII. — Voy. calculs, obs. 16.

OBS. XXVIII. — Pancréas durci, parsemé de plaques enflammées ou gangréneuses.

Abcès du rein droit. (SMIDTHMANN, *Journ. de Hufeland*, 1799, t. 7).

OBS. XXIX. — Pancréas corrompu et sphacelé.

Homme. Ne garde ni aliments ni boissons, et vomit un mucus épais. (BARBETTE, cité par C. M. Hoffmann).

OBS. XXX. — Pancréas et parties voisines complètement sphacelées. Epiploon gros, squirrheux. Tous les viscères sont très-gros.

Homme de 42 ans, très-gras, sujet à des coliques ; froid interne, syncope, mort. (GREISEL, *Eph. cur. nat.* 1677).

OBS. XXXI. — Pancréas violet, ramolli laissant suinter de toute sa surface une humeur noirâtre et fétide ; estomac et duodénum enflammés.

Homme. Douleur épigastrique pendant plus de 2 ans, nausées, diarrhée, amaigrissement. (PORTAL, *Anat. méd.*, tom. 5).

INDURATION.

Dans l'induration simple, le pancréas présente les caractères anatomiques suivants : il est sec, dur, son volume reste normal (obs. 1, 5), ou devient plus gros que d'ordinaire (obs. 4, 6) ; sa couleur est blanche (obs. 4, 5), d'un blanc jaunâtre (obs. 2), elle était jaune dans un cas d'ictère général. Le tissu cellulaire qui entoure chaque granulation est sain (obs. 4), d'autres fois condensé (obs. 1) ; mais les lobes et les lobules restent distincts (obs. 1, 4, 5, 6) et même plus distincts qu'à l'état normal ; caractères qui, comme Mondière le fait très-bien remarquer, séparent immédiatement cette affection du squirrhe.

L'induration n'est souvent autre chose que l'inflammation chronique. Mais souvent aussi elle est le premier terme de la manifestation de l'affection tuberculeuse dans le pancréas et nous en citerons plus loin des exemples. Mais elle paraît aussi s'être rencontrée dans d'autres cas. Ainsi sur 100 cadavres de pestiférés, Clot-Bey a trouvé le pancréas généralement induré (a), trois fois il était doublé de volume. Nous devons dire toutefois que dans 65 autopsies Rigaud l'a trouvé constamment sain.

Sur 13 ouvertures de sujets morts de la maladie muqueuse, Rœderer et Wagler ont noté sept fois l'état du pancréas ; il était un peu tuméfié, un peu dur, un peu granuleux.

Quant à l'état des autres organes, une fois ils étaient sains (obs. 7), deux fois il y avait un duodénite chronique qui dans un cas (obs. 5) avait amené l'épaississement du pylore et de la vésicule biliaire. Celle-ci dans un cas (obs. 6) contenait des calculs. Dans un autre (obs. 1), elle était distendue ainsi que les conduits biliaires par suite de l'obstruction du canal cholédoque et le foie était gonflé de bile.

Les intestins étaient ramollis (obs. 3, 6) et dépourvus de graisse dans l'observation de Kuntzmann.

(a) De la peste, 1840.

Les renseignements symptômatologiques se réduisent
à fort peu de chose. Nous avons noté : La douleur épigastrique (obs. 6), les vomissements (obs. 5, 7), la constipation suivie de diarrhée (obs. 5), les évacuations alvines
de sang fétide (obs. 6), de matière grasse (obs. 3), l'anasarque (obs. 1), l'ictère (obs. 1, 3), le marasme (obs. 1).

Cette affection est loin de compromettre immédiatement
la vie des malades puisque les accidents se sont prolongés
13 ans dans un cas (obs. 3) et dans un autre 24 ans (obs. 5).

Je ne dirai rien de l'induration cartillagineuse décrite
par Mondière. L'examen des observations qu'il y rapporte
démontre suffisamment qu'il n'y a là qu'une simple apparence et que l'on doit les rattacher au squirrhe de l'organe.

Obs. i. — Pancréas de forme et de dimensions normales,
coloré en jaune comme tous les tissus, partout très-dur.
Les lobules sont très-distincts, mais le tissu cellulaire n'é-
tant plus apparent, on ne peut les séparer dans la profondeur de l'organe. Le canal pancréatique est normal, contient
du liquide et s'ouvre librement dans le duodénum. Canal
cholédoque resserré à son insertion duodénale. Vaisseaux et
vésicule biliaires dilatés, foie vert. Tous les tissus fortement colorés en jaune.

Homme de 70 ans, très-maigre, ictère depuis 2 mois,
mort du choléra. (Dumesnil, *Gaz. des hôp.*, 1849).

Obs. ii. — Le tissu du pancréas, dense, blanc jaunâtre
présente à la coupe l'aspect d'un granit rouge à fond jaune.
(Gendrin, *Hist. anat. des infl.* 1826, t. 2).

Obs. iii. — Pancréas induré, son conduit excréteur oblitéré, tunique des intestins ramollie, complètement dépour-
vue de tissu graisseux. Hydrothorax, anasarque.

Homme, ictère pendant 13 ans; il rend par les selles, à
différents intervalles, une matière grasse surtout quand il se
nourrit de viandes. (Kuntzmann, *Jour. de Hufeland*, 1820,
cité par Frank).

Obs. iv. — Chez un homme, pancréas volumineux, de

couleur normale, glandules indurées. Le tissu cellulaire qui
entoure chaque granulation est sain. Duodénite chronique.
(MONDIÈRE, loc. cit).

OBS. V. — Pancréas de la grosseur naturelle, blanc, sec,
à lobes distincts, moins durs que le squirrhe. Vésicule du
fiel à parois très-épaisses. Estomac contracté surtout près
du pylore ; foie et rate sains mais pâles.

Femme, pendant 24 ans, vomissements incoercibles ;
constipation puis diarrhée 5 jours avant la mort. (MORGAGNI,
De sed et caus. morb. épist. 30 n°7).

OBS. VI. Pancréas plus épais composé de lobules indurés.
Le foie, un peu dur, contient 120 calculs dans la vésicule.
Rate livide à sa face convexe. Intestins livides.

Femme de 40 ans. Affection de poitrine puis douleur
ombilicale. Evacuation de sang fétide (MORGAGNI, Epist.,
35, n° 16).

OBS. VII. Le pancréas rouge dans sa partie déclive a ses
grains glanduleux plus distincts, plus fermes que dans l'état
naturel. Autres organes sains.

Femme 40 ans. Vomissements fréquents d'aliments.
(MORGAGNI, *Epist.*, 45, n° 23).

HYPERTROPHIE.

« L'hypertrophie du pancréas est difficile à apprécier,
« dit M. Cruveilhier (a), vu les différences de volume de
« l'organe, et je n'en connais aucun exemple authentique
« dans la science. »
En collationnant avec soin les observations que les auteurs rapportent à cette altération, j'ai constaté en effet
qu'elles avaient trait à des tumeurs de diverses natures, et
me rangeant à l'avis du savant professeur, je déclarais dans

______

(a) Anat. path. génér.

mon premier travail que l'hypertrophie vraie attendait la démonstration des faits.

Aujourd'hui, outre quelques observations qui auraient pu à la rigueur se classer tout aussi bien sous ce titre que sous un autre (b), trois faits empruntés à Bayle, à Aran, à M. Rostan, me semblent des exemples non douteux d'hypertrophie.

Le volume total de l'organe est augmenté; les granulations glandulaires et les lobules sont hypertrophiés ; le canal pancréatique, oblitéré à son insertion dans le cas d'Aran, était plus volumineux qu'à l'ordinaire dans le cas de M. Rostan, et cette dilatation correspondait à l'hypertrophie évidente de ses parois.

La tuméfaction du pancréas retentit sur les parties voisines. Les canaux biliaires, oblitérés à leur point d'émergence , sans altération de tissu , se dilatent au-delà du point comprimé. Le foie est gonflé, infiltré de bile; il contenait quelques tubercules dans le cas de Bayle. Dans celui d'Aran, la veine-porte, la veine splénique étaient dilatées. Chez ces trois sujets, enfin, la cavité péritonéale contenait de la sérosité.

La symptomatologie est bien vague : douleur à l'épigastre (obs. 1) ou dans les hypochondres (obs. 2), troubles de digestion (obs. 2), soif (obs. 3), anorexie (obs. 1), nausées (obs. 3), vomissements de matière noire (obs. 3) ou d'aliments, de mucosités, de bile (obs. 1), selles diarrhéiques noires (obs. 3) ou décolorées, puis semblables à une émulsion (obs. 1), ascite (obs. 1, 2, 3) accompagnée dans un cas d'œdème des jambes, marasme (obs 1) ; tels sont les symptômes qui se trouvent indiqués. Et nous aurons tout énoncé

(b) Voyez Induration, obs. 4, 6. induration tuberculeuse, obs. 2, 7, 10. — D'après Bigshby, Townsed a vu quelquefois le pancréas hypertrophié. Le tissu cellulaire interglandulaire participait à l'affection ; l'organe avait perdu son aspect naturel et se trouvait changé en une substance blanche, dure, coupée par des membranes épaisses. (*Cyclopedia of pract med.*). Mais est-ce bien là de l'hypertrophie ?

en ajoutant que la maladie a duré deux ans chez un sujet et vingt jours seulement chez un autre.

Obs. i. — Pancréas hypertrophié, surtout la tête, canaux pancréatique et cholédoque oblitérés, vésicule et conduits biliaires très-distendus jusque dans leurs dernières ramifications et hypertrophiés. Les ramifications de la veine-porte sont comprimées par la dilatation des conduits biliaires. Foie petit, refoulé en haut, verdâtre, infiltré de granulations graisseuses. Veine-porte abdominale distendue. Rate grosse, veine splénique dilatée, dix litres de sérosités dans le péritoine. Estomac normal, un peu ramolli, corps fibreux de l'utérus.

Femme de 59 ans. Anorexie, ictère vert foncé variant d'intensité. Six mois après, diarrhée intense, décolorée, puis douleur épigastrique, vomissements d'aliments, de mucosités, de bile. Ascite, œdème des jambes. Les vomissements cessent. Les selles, qui s'accompagnent de coliques, sont semblables à une émulsion dans laquelle se trouve beaucoup d'albuminose. Marasme, durée deux ans. (ARAN, *Gaz. des hôpitaux*, juin 1860)

Obs. ii. — Pancréas un peu induré à granulations plus grosses que d'ordinaire. Foie volumineux contenant quelques tubercules enkystés. Sérosité dans l'abdomen.

Homme de 25 ans. Douleur aux hypochondres; digestion troublée, péritonite aiguë compliquée d'ascite. (BAYLE, *Rem. sur les tubercules non-enkystés*, obs. 1).

Obs. iii. — Pancréas hypertrophié et induré, à peu près sain à gauche, induré à droite. Il est rouge, très-tuméfié et forme une tumeur qui enveloppe le canal cholédoque et le duodénum. Les granulations glanduleuses et les lobules ont subi une hypertrophie marquée. Le conduit pancréatique est plus volumineux, ce qui est dû à l'hypertrophie évidente de ses parois. Le canal cholédoque, comprimé par la tumeur, ne laisse pas passer la bile, ses parois sont hypertrophiées. Il n'est pas altéré dans son tissu, car si on l'isole, la bile s'écoule. Vésicule distendue. Les canaux cholédoque et pancréatique forment dans le duodénum une saillie de la grosseur d'un pois. Foie mou, jaune. Estomac et intestin grêle raccornis, légèrement phlogosés, contenant un liquide chocolat foncé. Dans l'abdomen, sérosité jaunâtre.

Femme de 63 ans. Ictère, soif, nausées, diarrhée, vomissements de matière noire comme de la suie délayée. Selles involontaires, fétides, noirâtres. Mort après 20 jours. (ROS-TAN, *Arch. gén. de médecine*, 1834, t. 4).

ATROPHIE.

L'atrophie se produit dans des conditions variées.

A. Atrophie par diminution de fonction. On l'a observée surtout chez les vieillards (a). D'après Canstadt, ce serait même de toutes les glandes du corps humain celle dont la métamorphose atrophique s'observerait le plus souvent dans la vieillesse (b).

Dans certains cas de cancer du pylore (obs. 9, 10, 13).

B. Atrophie par compression concentrique. Cette compression peut être produite par un anévrysme de l'aorte (obs. 4), par des masses tuberculeuses ou cancereuses occupant les organes voisins, le mésentère (obs. 6), le foie (obs. 8, 12), l'estomac (obs. 11).

C. Atrophie par compression excentrique, compression qui est due :

A la rétention du liquide pancréatique (a).

Au développement d'un tissu nouveau (b).

D. Elle a été observée dans la rage (obs. 5) et dans un cas de péritonite puerpérale (obs. 3).

Dans l'atrophie, les glandules du pancréas sont jaunâtres

(a) Lobstein. Anat. path., t. I, p. 72.

(b) Cité par Durand-Fardel. Mal. des vieillards, 1854, Introduction.

(a) Voyez Kystes.

(b) Voyez Cancer, obs. 7, 8, 49. — Tubercules, obs. 12, 24, 36.

(obs. 1; 2, 3) ou brunâtres (obs. 7), plus petites et plus dures qu'à l'état normal. Si elle atteint tout l'organe, son volume total est diminué, et cette diminution peut aller jusqu'à sa disparition presque complète (obs. 6, 9 13) ou même
complète (obs. 8). En injectant une matière grasse neutre
dans le conduit pancréatique des animaux, M. Bernard a
obtenu une atrophie artificielle « dans laquelle toutes les
« cellules de la partie glandulaire de l'organe s'altèrent, se
« détachent et se trouvent éliminées par les conduits excré-
« teurs qui seuls restent dans leur intégrité. L'organe se
« trouve réduit à ses seuls conduits dont on aperçoit les
« ramifications toutes nues, comme les branches d'un arbre
« dépouillé de ses feuilles (c). »

La *transformation graisseuse* constitue une autre forme
de l'atrophie.

M. le professeur Cruveilhier, qu'il faut toujours citer
quand il s'agit de recherches consciencieuses, et de vues
ingénieuses sur l'anatomie pathologique, fait remarquer
que « la transformation graisseuse est l'atrophie par excel-
« lence, qu'elle exige pour se produire une diminution dans
« la vitalité de l'organe, et que dans l'espèce l'oblitération
« du canal pancréatique pourrait seule amener cette trans-
« formation (d). » Or, les observations connues sur la lésion
qui nous occupe cadrent parfaitement avec la manière de
voir du savant professeur.

Dans ces trois cas, en effet, seule la partie gauche de
l'organe était graisseuse. Dans un cas, la tête, dans l'autre
la partie moyenne étaient cancéreuses, et la dégénérescence
graisseuse était au-delà. Dans celui de Clarck, enfin, où la
transformation avait envahi tout le pancréas, l'orifice duodénal du conduit était obstrué par une substance calcaire.

On peut donc admettre le mode de production suivant :
les glandules cessant d'agir s'atrophient, le tissu cellulaire
se charge de graisse, ce qui constitue le premier degré de

(c) Mémoire sur le pancréas. 1856, p. 96.
(d) Anatomie pathologique générale.

la lésion. A un degré plus avancé, l'atrophie glandulaire est complète, les lobes et lobules sont totalement convertis en tissus adipeux, et Dupuytren, au dire de M. Cruveilhier, en a rencontré un exemple (*e*).

Pour ne parler que des cas dans lesquels l'atrophie est, comme altération du pancréas, l'altération principale, signalons les lésions rencontrées en même temps dans les autres organes.

Le pylore était calleux (obs. 9), presque complètement oblitéré (obs. 8, 13) ou même complètement oblitéré (obs. 10, 11) par des tumeurs cancéreuses. L'estomac était couvert de taches noires (obs. 9), diminué de volume (obs. 12), distendu, aminci, contenant un liquide noir (obs. 10, 13). Le duodénum commençait à s'altérer dans l'observation de Brigth. La muqueuse intestinale était très-épaisse et rétrécissait le calibre du canal dans celle de Taranget.

Le foie, sain dans l'observation de Mitterbacher, était volumineux, rempli de tumeurs dans les observations 8, 9, 11, 12. Dans celui de Brigth, les conduits biliaires étaient distendus.

La rate, à l'état normal dans un cas (obs. 10), était atrophiée dans quatre (obs. 5, 9, 11, 12).

Des tumeurs siégeaient dans l'épiploon dans deux observations (obs. 6, 12).

La péritonite (obs. 3). un anévrysme de l'aorte (obs. 4), ont été rencontrés. Dans la première observation de Bécourt, tous les organes abdominaux étaient à l'état normal.

Les symptômes semblent se rapporter surtout aux lésions concomitantes.

Des tumeurs se constataient à l'épigastre dans les observations 6 et 10.

Une douleur vive siégeait à l'épigastre dans deux cas (obs. 12, 13), et dans l'un d'eux se propageait dans l'hypochondre gauche.

(*e*) Essai sur l'anatomie pathologique, t. I.

Les matières vomies étaient les aliments (obs. 11), une substance noirâtre (obs. 9, 10)., des mucosités, de la bile, une matière brune (obs. 12), auxquelles se joignaient les aliments dans l'observation de Taranget.

La diarrhée n'est signalée que chez le malade de Razoux.

L'ascite s'est rencontrée dans trois cas (obs. 2, 9, 12). Dans l'un d'eux, celui de Manfredi, il y avait en même temps œdème des extrémités.

L'émaciation est indiquée dans deux cas (obs. 6, 12) et l'ictère dans un (obs. 6).

L'observation 10 se borne à signaler des troubles digestifs sans les spécifier.

Quant à la durée de la maladie, elle a été de quinze mois (obs. 6) ; de neuf ans (obs. 13), elle s'est prolongée pendant toute la jeunesse chez la malade de Sorlin, morte à l'âge de 26 ans. L'accouchement avait amené cinq mois d'amélioration.

Obs. i. — Pancréas composé de granulations jaunâtres plus petites et plus dures qu'à l'ordinaire. Tous les organes abdominaux sains chez un homme de 50 ans.

Obs. ii. — Même lésion chez un hydropique.

Obs. iii. — Même lésion chez une femme morte de péritonite puerpérale. (Bégourt, *Loc. cit.*)

Obs. iv. — Atrophie du pancréas chez un homme atteint d'un anévrysme de l'aorte. (Barjaud, *Mém. de méd. et de chir. milit.*, t. 18).

Obs. v. — Dans un cas de rage, pancréas et rate atrophiés. (Brechtfeld, *coll. acad. part. étr.*, t. 7).

Obs. vi. — Deux tumeurs, l'une supérieure unie à l'épiploon et adhérente à l'estomac, l'autre inférieure, formée de masses arrondies, dont quelques-unes sont ramollies, s'élèvent de la racine du mésentère, embrassent l'aorte, l'artère iliaque, le pancréas, le rein. Le pancréas est presque détruit par la compression. Les conduits cystique et pancréatique sont distendus et presque oblitérés à leur insertion. Le duodénum commence à s'altérer.

Homme de 35 ans. Deux tumeurs, l'une sus-ombilicale,
l'autre sous-ombilicale. Epuisement. Mort après quinze
mois. Deux jaunisses dans l'intervalle. (BRIGTH, *Méd. chir.
traus*, t. 18).

OBS. VII. — Pancréas petit et raccorni, dur, jaune, brunâtre. (HENNING, *Journ. de Hufeland*, 1829).

OBS. VIII. — Plus de traces du pancréas. Duodénum presque oblitéré dans toute son étendue. Pylore à paroi
épaisse. Le foie, très-altéré, s'étend à droite jusqu'à la fosse
iliaque, à gauche, jusqu'au milieu de la région lombaire. Il
a refoulé en bas les intestins, en haut l'estomac qui lui
adhère et le diaphragme dans la poitrine. (LYNAH, *Gaz.
méd.*, 1852).

OBS. IX. — Pancréas très-atrophié ainsi que la rate.
Foie rempli de stéatômes. Estomac parsemé intérieurement de taches noires, calleux au pylore.

Homme de 40 ans. Vomissements noirâtres, œdème des
extrémités inférieures, tension de l'abdomen, surtout à
l'hypochondre droit. (MANFREDI , cité par Morgagni ,
épit. 30),

OBS. X. — Pancréas atrophié, pylore squirrheux, complètement oblitéré. L'estomac, très-distendu, contient un
liquide noir. Foie et rate à l'état naturel.

Homme de 50 ans. Troubles de digestion. Tumeur à l'épigastre. Vomissements de matière noire. (MITTERBACHER,
cité d'*Encyc. méth. part. méd.*, t. 2, p. 350).

OBS. XI. — Pancréas desséché. Le foie, gros, adhère à
l'estomac. Rate petite. Intestin grêle rétréci. Un fongus,
composé de cinq à six couches dures, bouche l'orifice inférieur de l'estomac.

Homme. Vomissements continuels deux ou trois heures
après le repas. Diarrhée. (RAZOUX, *Anc. Journ.*, t. 5,
p. 431).

Obs. xii. — Pancréas et rate atrophiés, foie volumineux parsemé de tubercules, ainsi que le péritoine, le grand et le petit épiploon. Estomac petit, squirrheux, surtout au cardia. Le reste sain.

Femme de 26 ans. Depuis sa jeunesse, douleurs d'estomac, vomissements tantôt de mucosités et de bile, tantôt de liquide brunâtre, strié de sang, surtout pendant la grossesse. L'enfant était squelettique. Après l'accouchement, cinq mois d'amélioration. Emaciation. Douleur de l'épigastre et de l'hypochondre gauche. Ascite. (SORLIN, *Rec. per.*, t. 89, p. 312.)

Obs. xiii. — Pancréas atrophié, presque réduit à rien. Pylore dur, rétréci. Estomac aminci, distendu, contenant un liquide noir, inodore. Membrane interne de l'intestin très-épaisse, rétrécissant le canal. Cœur atrophié.

Jeune femme. Douleurs vives à l'épigastre. Maux de cœur, vomissements de matière séreuse, glaireuse ; plus tard d'aliments, puis de matière brune. Durée, neuf ans. (TARANGET, *Anc. journ.*, t. 61, p. 581.)

KYSTES.

Nous décrirons plusieurs espèces différentes de kystes.

A. *Kystes glanduleux.*

Si les faits qui se rapportent à cette affection ne sont pas en nombre suffisant pour que nous puissions en tracer une histoire complète, nous pouvons du moins nous faire une idée assez nette de son mode de production et des altérations qu'elle présente.

Dans tous, en effet, nous trouvons une obstruction du conduit pancréatique à son orifice, soit par des calculs, soit par une tumeur cancéreuse appartenant soit aux pancréas, soit aux parties voisines.

Pour être vrai, nous devons dire que dans un cas de M. Bécourt (obs. 3), la tête de l'organe paraissait saine ;

mais il s'agit d'une pièce conservée. Des calculs ou un autre obstacle transitoire pouvaient avoir existé. Ce fait n'infirme donc en rien le mode de formation que nous admettons d'une manière générale.

Cette obstruction, une fois admise comme cause ordinaire des kystes, nous pouvons classer les faits qui s'y rattachent en deux séries, lesquelles correspondront aux deux périodes de la lésion.

1° Simple rétention du liquide pancréatique, dilatation simple du canal sans altération notable du tissu glandulaire;

2° Dans une période plus avancée, le liquide s'accumule et s'altère, le tissu glandulaire s'atrophie, privé qu'il est de ses fonctions et excentriquement comprimé. La tumeur qui se forme, dans ces circonstances, commence à se développer vers la tête où le liquide tend à s'accumuler, dès que l'obstacle est suffisant pour en arrêter l'excrétion. Et ce n'est point là une simple vue de l'esprit : dans le cas de Gross, la portion du canal correspondant à l'extrémité gauche du pancréas, longue encore de deux pouces, vient s'aboucher dans le kyste.

Cette tumeur peut acquérir un volume considérable, celui d'un œuf de poule (obs. 6, 7), 4 pouces sur 3 (obs. 8), celui de la tête d'un enfant de 4 ans (obs. 3).

Les parois présentent le tissu glandulaire condensé, atrophié (obs. 5); elles sont membraneuses, charnues, rougeâtres, épaisses de 1 à 3 lignes (obs. 8), fibreuses, blanchâtres, présentant une ligne d'épaisseur (obs. 3), minces, transparentes (obs. 1), différences qui nous semblent en rapport avec l'âge de la maladie.

Le contenu est un liquide limpide (obs. 4, 5), du mucus très-pur d'après une analyse de Barruel, un liquide sero-sanguinolent (obs. 8), une substance chocolat foncé, jaunâtre au centre (obs. 6). Sa quantité s'élevait jusqu'à 150 gr. et même 400 grammes.

Dans 2 cas, il y avait, en même temps, des calculs (obs. 7, 8), 1 fois de la cholestérine (obs. 6). La partie du pancréas restée en dehors du kyste, était indurée dans l'observation de Gross. Elle avait subi la transformation graisseuse dans celle de Clark.

Le foie était sain, vert foncé dans l'observation 4 ; il était atrophié dans les observations 1, 6, 8 ; les canaux biliaires dilatés dans les observations 2, 4, 6, 8. Dans l'une d'elles, sa vésicule était petite et contenait 2 calculs.

Les symptômes indiqués dans ces observations étant analysés dans d'autres chapitres, nous nous abstiendrons d'en parler ici. Faisons seulement remarquer que dans celle de Battersby, la tumeur offrait des pulsations isochrones à celles du cœur, pulsations qui lui étaient communiquées par l'aorte sur laquelle elle reposait.

B. *Kystes hydatiques.*

Chambon et Portal ont rencontré des hydatides dans la substance du pancréas.

C. *Kystes anévrysmatiques.*

Il n'en existe qu'une seule observation, celle de Storck. Le kyste, d'un volume énorme, était dû probablement à une rupture de l'artère splénique, et Storck lui-même propose cette explication : An violento vomitu arteria in medio pencreate rupta continuo fudit sanguinem et sensim pencreatis substantiam in saccum distendit et tantæ molis tumorem produxit ?

Au point de vue du diagnostic, nous devons faire remarquer les vomissements de sang, les pulsations de la tumeur isochrones à celles du cœur, ce qui, comme on vient de le voir par l'observation de Battersby, ne constitue pas un caractère pathognomonique. Enfin, la tumeur n'a acquis que graduellement son volume énorme et n'a amené la mort qu'au bout de 3 mois.

D. *Kystes purulents.*

Les parois de ces kystes peuvent être formées par le tissu cellulaire condensé, que l'on a décrit sous le nom de membrane propre du pancréas (Riolan), ou bien aux dépens des parties voisines (Doering, Gendrin).

E. *Kystes tuberculeux*.

Nous n'en avons trouvé qu'un seul exemple dû à Aran.
Les parois du kyste étaient fibreuses et reposaient sur le
canal pancréatique. Il avait le volume d'un œuf de poule et
contenait une matière d'un blanc jaunâtre.

F. Enfin, nous n'avons rencontré qu'une observation bien
caractérisée de cancer enkysté. Le pancréas était remplacé
par un kyste volumineux, à parois épaisses, renfermant des
débris de substance cérébriforme. Ce kyste communiquait
avec le duodenum par un point ulcéré (DUPONCHEL).

OBS. I. Battersby, voy. cancer, obs. 15.

OBS. II. Bécourt, voy. cancer, obs. 16.

OBS. III. Kyste du volume d'une tête d'enfant de 4 ans,
développé dans le corps et la queue du pancréas ; ses parois
sont fibreuses, blanchâtres, épaisses d'une ligne. La tête du
pancréas paraît saine (BÉCOURT, *Musée de Strasbourg*).

OBS. IV et V. Cruveilhier, voy. cancer, obs. 49 et 50.

OBS. VI. Pancréas entièrement transformé en graisse. Au
milieu de la graisse entre l'extrémité gauche de l'estomac et
l'extrémité supérieure de la rate, tumeur du volume d'un
œuf de poule adhérente à l'extrémité du pancréas, et renfermant une substance chocolat foncé, jaunâtre au centre,
parsemée de cholestérine. Le canal pancréatique est obstrué
à son insertion duodénale par une substance calcaire, ru-
gueuse ; le foie présente un commencement de cirrhose. La
vésicule, petite, contient deux calculs ; canal cholédoque,
dilaté.

Femme de 57 ans ; constipation ; douleur vive par accès
à la région du foie, garde-robes difficiles, décolorées, souvent fétides, contenant 3 à 4 onces de matière grasse,
plus tard jusqu'à 8 ou 9 onces. En urinant, le malade rend
par l'anus la matière grasse qui se mêle à l'urine. Cette circonstance avait d'abord trompé l'observateur (CLARCK, *the
Lancet. et Arch. gén. de méd.*, 1851).

Obs. vii. La tête du pancréas changée en un sac gros comme un œuf de poule, contient 20 petites pierres.

Homme. Pendant 30 ans, douleurs précordiales, vomissements, constipation, ictère par intervalles (Galeatus, *Comm.*, t. iv).

Obs. viii. Extrémité gauche du pancréas dure, longue de 2 pouces : son canal s'ouvre dans un kyste qui comprend tout le reste de la glande. Cette tumeur ovalaire a 4 pouces sur 3 ; les parois membraneuses, charnues, rougeâtres, ont de 1 à 3 lignes d'épaisseur. Elle contient 10 à 14 onces de liquide sero-sanguinolent et de petits calculs blancs de carbonate de chaux, dont deux, de 6 à 8 millimètres oblitèrent l'orifice duodénal. La tumeur adhère au lobe droit du foie. Le foie est petit ; ses conduits sont dilatés ; estomac petit, refoulé en haut.

Homme de 40 ans ; hémorrhagies intestinales pendant 12 ans ; sensibilité à l'épigastre ; fièvre, constipation, puis diarrhée ; dix garde-robes par jour, contenant une substance huileuse qui apparaît ou disparaît selon que le malade prend ou non des matières grasses ; puis ictère, tumeur douloureuse à l'épigastre. Mort après 11 mois. (Gross, *Arch. gén. de méd.*, 1849 *et Boston Society*, 1847),

Obs. ix. Le pancréas, très-grand, pesant 13 livres, présente un sac plein de sang grumeleux, en partie coagulé, tendant à s'organiser ; estomac, épiploon, intestins comprimés et déplacés.

Femme de 28 ans. Tout à coup vomissements de sang, palpitations, dyspnée, tumeur épigastrique avec pulsations isochrones aux mouvements du cœur ; pesanteur à l'épigastre ; constipation, insomnies. Après 3 mois 1/2, vomissements noirâtres, flux bilieux. La tumeur fait des progrès plus rapides. Émaciation (Storck, *Ann. medicus*, t. I, p. 245).

Calculs.

Chez des sujets atteints de différentes maladies, Jos. Frank a trouvé dans le pancréas plusieurs calculs, qu'il a déposés au musée pathologique de Vienne, et ne donne point d'autres détails. Mais indépendamment de ces faits, j'en ai rassemblé 16 autres dont voici le résumé.

Ces calculs siégent ordinairement dans le conduit pancréatique : 5 fois ce conduit était dilaté en kyste (obs. 5, 8, 10, 12, 13); dans les autres cas, cette dilatation n'est pas notée.

Dans quelques cas, ils sont enchassés dans la substance même du pancréas, ou plus probablement, dans les dernières ramifications de son canal excréteur (obs. 3, 4, 15).

Quand ils sont peu nombreux ou mobiles, ils se trouvent, près de l'insertion duodénale du conduit pancréatique (obs. 2, 5, 6, 10, 16). Ces calculs varient de nombre : 1 (obs. 5, 6, 11), 4 (obs. 2), 7 à 8 (obs. 9), 12 (obs. 13), 20 (obs. 8), nombreux (obs. 1, 3, 4, 7, 10, 12, 15, 16); de couleur ordinairement blancs, ils sont quelquefois noirs (obs. 2, 11); de formes : souvent sphériques ou ovoïdes, ils sont quelquefois aussi hérissés d'aspérités (obs. 4, 5, 11), quelquefois arborescents (obs. 14); de volume : ils sont granuleux (obs. 12, 16) ou atteignent le volume d'une lentille (obs. 16), d'un pois (obs. 4, 9), d'une amande de noisette (obs. 4), d'une noisette (obs. 13). Ils paraissent composés de carbonate de chaux (obs. 1, 10) et présentaient un noyau fibrineux dans l'observation de Wilson.

Si l'insertion duodénale du conduit pancréatique est souvent oblitérée, soit par une tumeur, soit par les calculs eux-mêmes, elle est quelquefois assez libre pour leur livrer passage et permettre leur évacuation par l'intestin; c'est du moins ce que permettent de supposer les observations 11 et 12.

Leur présence peut déterminer l'inflammation du pancréas (obs. 15, 16), inflammation qui, dans l'observation 15, revêtait la forme pseudo-membraneuse. Dans le cas de Clarck, la queue de l'organe était devenue graisseuse. Leur formation est favorisée par la rétention du liquide pancréatique produite par un squirrhe de la tête du pancréas (obs. 3, 12); 2 fois ils existaient en même temps que le diabète (obs. 3, 4), 1 fois en même temps que la goutte (obs. 12).

Pour terminer de suite ce qui a trait aux conditions dans lesquelles ces calculs se développent, nous ajouterons que les observations mentionnent 10 hommes et 2 femmes, et que l'âge des sujets était de 26, 30, 34, 36, 40, 41, 42, 45, 57 ans, soit en moyenne 38 ans.

Les lésions d'autres organes sont mentionnées dans 9 observations. On a trouvé la vésicule ou les canaux biliaires dilatés (obs. 2, 5, 7, 10, 12), la vésicule diminuée de capacité (obs. 5). Elle contenait des calculs dans 2 cas (obs. 5, 12).

Le foie était sain (obs. 7), œdémateux (obs. 3, 4), cirrhosé (obs. 5, 10), cancéreux (obs. 12); la rate dans 1 cas (obs. 2) était énorme et contenait du pus.

L'estomac était rétréci dans 1 cas (obs. 10), dans un autre (obs. 16), il était enflammé et perforé.

Dans l'observation d'Elliotson, les intestins étaient jaunâtres et graisseux; dans celle de Bonet, l'épiploon était détruit; le mésentère présentait un abcès et des calculs dans celle de Merklin.

Les reins ont été trouvés sains (obs. 7, 14), pâles et mous (obs. 3); ils contenaient des calculs dans l'observation 12 et probablement aussi dans la onzième.

12 observations nous fournissent quelques renseignements sur les accidents observés pendant la vie.

L'existence d'une tumeur épigastrique dans le cas de Gross, se rattachait évidemment à la présence d'un kyste volumineux, dans lequel se trouvaient les calculs.

Les douleurs avaient pour siége l'hypochondre droit (obs.

5), l'épigastre (obs. 8, 10, 14, 15), et s'étendaient jusqu'à la région dorsale dans 2 cas (obs. 7, 12); elle siégeait à la région lombaire exclusivement dans l'observation de Merklin ; mais il importe de remarquer que, dans ce cas, les reins contenaient aussi des calculs.

Les vomissements sont signalés dans les observations 8, 9, 11, 12. Dans celle de Wilson, il y avait de fréquentes hématémèses.

Des hémorrhagies intestinales se sont produites dans 3 cas (obs. 7, 9, 10). Il peut y avoir ou constipation (obs. 5, 8), ou diarrhée (obs. 7, 9), ou successivement ces deux états (obs. 10).

Les selles étaient décolorées dans 2 cas (obs. 5, 7); dans deux autres, elles contenaient des calculs (obs. 11, 12); dans 3 enfin, elles étaient mêlées à une matière grasse (obs. 5, 7, 10).

L'ictère mentionné dans 3 observations (obs. 8, 10, 12), disparaissait et se produisait à des intervalles dans celle de Galeatus.

Il y avait de l'œdème des extrémités inférieures dans 2 cas (obs. 2, 12), des extrémités inférieures et supérieures du côté gauche dans l'observation 16. Le marasme (obs. 3, 7), l'affaiblissement des forces (obs. 3, 9, 16), la fièvre (obs. 2, 10, 11), ne donnant lieu à aucune considération particulière.

Obs. i. Dans le canal pancréatique, calculs blancs à surface irrégulière du volume d'une amande de noisette. L'un d'eux mis dans l'acide muriatique s'y dissout en dégageant beaucoup de gaz. (Baillie, *Anat. path.*, 1803).

Obs. ii. Près de l'insertion du canal pancréatique 4 pierres noires, brillantes et un ver vivant; vésicule pleine de bile; rate grande, déformée, purulente, pesant 5 livres. Epiploon détruit.

Homme de 42 ans; fièvre tierce, coliques; tumeur indolente à gauche, près de l'appendice xyphoïde; hypochondre tuméfié; hydropisie du scrotum et des membres inférieurs. (BONET, *Sepulchretum*).

OBS. III. CAWLEY, voy. cancer, obs. 43.

OBS. IV. Pancréas plein de calculs blancs n'excédant pas le volume d'un pois, foie de consistance pâteuse, de couleur cendrée à l'extérieur.

Homme diabétique. (CHOPART, *Mal des voies urinaires*).

OBS. V. CLARCK, voyez kystes, obs. 6.

OBS. VI. ELLER, voy. cancer, obs. 59.

OBS. VII. Conduit pancréatique et ses grandes branches remplis de calculs blancs; foie sain, vésicule remplie de bile épaisse et noire; intestins jaunâtres et graisseux.; leur muqueuse présente quelques points noirs. Reins sains, poumons tuberculeux.

Homme de 45 ans. Douleur abdominale et dorsale, diarrhée, selles pâles, huileuses, brûlant au feu. L'huile paraît et disparaît quelquefois, hémorrhagies intestinales, marasme. (ELLIOTSON, *Méd. chir. trans*, t. 18, 1833).

OBS. VIII. GALEATUS, voy. kystes, obs. 7.

OBS. IX. 7 à 8 calculs gros comme un pois dans la partie droite du pancréas, près de l'issue du conduit pancréatique dans le duodénum.

Homme de 30 ans, mélancolique, sujet à des fluxions catarrhales, vomissements, diarrhée suivie quelquefois de flux de sang, perte de forces. (R. DE GRAAF, *Opera*, p. 269).

OBS. X. GROSS, voy. kyste, obs. 8.

OBS. XI. Dans le pancréas gros calcul noir, hérissé. Dans le mésentère, vaste abcès contenant 3 calculs gros comme des amandes, et beaucoup d'autres plus petits, anguleux. Rien dans les reins.

Femme de 36 ans. Douleurs néphrétiques pendant 12 ans. Un calcul gros comme une noix est rendu par les selles et d'autres par les urines ; douleurs lombaires atroces, vomissements, nausées, sueurs froides. (MERKLIN, *Eph. cur. nat.* t. VIII, p. 78.

OBS. XII. Portal, voy. cancer, obs. 149. Cette observation n'est pas très-concluante, puisque le kyste qui contenait les calculs communiquait avec le canal cholédoque et que la vésicule biliaire renfermait elle-même des calculs.

OBS. XIII. Salmade, voy. cancer, obs. 159.

OBS. XIV. Pancréas dur, contracté dans toutes ses dimensions; le canal est complètement rempli d'un dépôt compact, blanc, formé de carbonate de chaux et d'un noyau fibrineux.

Homme de 41 ans. Douleur épigastrique permanente avec exacerbations. Pendant 18 mois, fréquentes hématemèses. (WILSON, *Méd. chir. trans.*, t. XXV)

OBS. XV. Dans le parenchyme du pancréas très-rouge, calculs blancs, tophacés, entourés de membranes épaisses.

Douleurs lancinantes épigastriques. (*Comm. litt. norimb.* 1742, cité par Jos. FRANK).

OBS. XVI. Extrémité gauche du pancréas tuméfiée, indurée; sa partie moyenne renferme une cavité pouvant contenir une grosse noix, remplie de pus, à laquelle aboutissent d'autres foyers qui s'étendent dans la moitié droite de l'organe. Le pus est mêlé à des concrétions calcaires de grosseurs variées depuis celle d'un grain de sable jusqu'à celle d'une lentille. L'estomac adhère intimement au moyen d'une substance lardacée à l'extrémité gauche du pancréas; sa muqueuse est amincie, ramollie, brun-jaunâtre. Le pus pénétrait dans l'estomac par une ouverture large de 3 centimètres formée dans la partie inférieure du pancréas.

Homme de 26 ans. Pesanteur dans le bas-ventre, œdème considérable des extrémités supérieures et inférieures du côté gauche, abattement général des forces. (*Revue médicale*, citée par Fauconneau-Dufresne, sans nom d'auteur).

VERS.

On a signalé quelques cas dans lesquels un lombric s'était introduit dans le canal pancréatique. A celui que nous avons cité d'après Bonet (voy. calculs, obs. 2), ajoutons que chez une vieille femme, morte de fièvre maligne, un lombric obstruait complètement le canal (*a*). Enfin, d'après M. Fauconneau-Dufresne, Philibert Gmelin en aurait trouvé un long de 9 centimètres. En voilà assez sur ce sujet.

TUBERCULES.

Dans son savant *Traité des maladies scrofuleuses et tuberculeuses*, M. Lebert passe complètement sous silence ce qui a trait au pancréas.

Dans ses *Recherches sur la phthisie*, M. Louis a noté trois fois seulement l'état de cet organe. Dans deux cas il était sain ; une seule fois il était induré.

Un tel résultat, énoncé par un observateur aussi exact, semblerait indiquer que les manifestations tuberculeuses sont extrêmement rares dans le pancréas. Cependant Jos. Frank les a observées plusieurs fois, et indépendamment de 11 observations dans lesquelles des modifications du pancréas existaient en même temps que l'affection tuberculeuse générale et paraissaient sous sa dépendance, j'ai pu rassembler 26 observations de tubercules proprement dits. En tout donc sur ce sujet 37 observations.

Le 1er degré de l'affection tuberculeuse du pancréas semble consister dans l'induration pure et simple de la glande.

Si nous nous rapportons aux faits que nous avons sous les yeux, cette induration spécifique n'offrirait aucun ca-

(*a*) Lieutaud, hist. anat. méd.

ractère différent de ceux de l'induration pure et simple.
3 observations seulement signalent l'augmentation de son
volume (obs. 2, 7, 10).

Quant aux tubercules eux-mêmes, ils se rencontrent soit
dans l'épaisseur du pancréas (a), soit seulement à sa surface (b), circonstance qui, selon la remarque de M. Cruveilhier (c), tendrait à faire croire qu'ils ont alors plus spécialement pour siége les ganglions lymphatiques qui entourent cette glande, soit enfin à la fois et dans le parenchyme et à la surface (obs. 35).

Ces tubercules peuvent être uniques (d), multiples (e),
conglobés (f).

Leur volume présente les différences les plus extrêmes.
Tantôt petits (obs. 12, 20), du volume d'une noisette (obs.
32), d'une noix (obs. 14), d'un œuf de poule (obs. 12); on
en a vu du volume du poing (obs. 13), d'une tête d'enfant
(obs. 15). Leur histoire, d'ailleurs, présente toutes les particularités qui se rattachent à celle des tubercules en général. Ils peuvent être enkystés (obs. 12) ou non, durs ou ramollis (g) et ces différences de développements peuvent se
rencontrer à la fois chez un même sujet (obs. 27).

Quant aux altérations qui se manifestent dans le reste de
l'organe sous l'influence de ces productions, voici ce que
nous avons noté : le tissu peut être sain (obs. 13, 14, 17),
congestionné (obs. 12), hyperthropié (obs. 25), atrophié
(obs. 12, 24, 36) même jusqu'à sa disparition complète. Le
canal pancréatique était dilaté dans deux cas (obs. 17, 23)
obstrué dans l'observation 25.

(a) Obs. 12, 18, 20, 22, 23, 24, 27, 28, 29, 30, 31, 32, 34, 36.
(b) Obs. 13, 14, 15, 16, 17, 19, 21, 25, 26, 33.
(c) Communication orale.
(d) Obs. 13, 14, 16, 19, 29, 32, 33.
(e) Obs. 12, 20, 23, 25, 27, 30, 31.
(f) Obs. 15, 17, 24, 26, 34.
(g) Obs. 12, 13, 18, 22, 27, 28, 32 36, 37.

La coexistence de tubercules développés dans un ou plusieurs autres organes est signalée dans 31 observations. Ils se rencontrèrent dans les poumons chez 20 sujets (b).

— les glandes mésentériques. 13   (c).
— le foie 10   (d).
— le tube intestinal. . . . 5   (e).
— le rein. 2   (f).
— la rate. 3   (g).

1 fois enfin dans le diaphragme (obs. 8), et le cœur (obs. 4).

Nous avons noté, en outre, les lésions non tuberculeuses qui suivent : la compression des canaux biliaire à leur insertion duodénale avait amené la dilatation de la vésicule dans 4 cas (obs. 16, 18, 23, 35). Dans l'un d'eux, celui de M. Bouillaud, la veine-porte était oblitérée par un caillot. Dans celui de Harless, elle était dilatée probablement par suite de la compression d'un point de son trajet.

Le foie a été trouvé sain (obs. 5, 13, 31, 34), induré (obs. 6, 7), atrophié (obs. 1, 10), volumineux (obs. 17);

La rate saine (obs. 13, 21, 27, 31), atrophiée (obs. 17), grande et indurée (obs. 1, 10, 25). On a vu le pylore rétréci (obs. 35), épaissi (obs. 5), enflammé (obs. 12, 23, 25), ainsi que les intestins (obs. 8, 17, 23).

Le péritoine sain dans l'observation de M. Bouillaud présentait dans 3 cas des signes d'inflammation (obs. 3, 4, 35). Dans 6 cas (obs. 7, 8, 15, 16, 20, 22) il y avait du liquide dans sa cavité.

Abordons l'énumération des symptômes en laissant de

(b) Obs. 1, 2, 3, 4, 5, 6, 7, 9, 11, 13, 14, 15, 22, 27, 31, 32, 33, 34, 35, 36.

(c) Obs. 6, 13, 15, 17, 18, 22, 25, 27, 29, 31, 33, 34.

(d) Obs. 12, 14, 16, 25, 27, 29, 32, 33, 35, 36.

(e) Obs. 3, 6, 20, 28, 29.

(f) Obs. 21, 26.

(g) Obs. 1, 12, 26.

côté ceux qui se rattachent à la tuberculisation pulmonaire.

25 observations seulement nous fournissent sur l'état pendant la vie des renseignements plus ou moins incomplets.

La présence d'une tumeur dans la région du pancréas a été notée dans 3 d'entre elles (obs. 6, 16, 21). Elle peut être le siége de douleurs ou insensible à la pression.

La douleur signalée dans 12 observations a pour siége l'épigastre (obs. 6, 22, 23), et quelquefois en même temps la région thoracique (obs. 12) ou dorsale (obs. 14); l'hypochondre droit (obs. 27, 33) ou gauche (obs. 34), et enfin l'abdomen (obs. 7, 15. 28, 29).

La salivation n'est indiquée que dans l'observation de Harless.

La soif (obs. 13, 27), l'anorexie (obs. 8, 27), la dyspepsie (obs. 33) sont loin d'être générales.

Les vomissements (obs. 12, 14, 23, 27, 28, 35) étaient bilieux dans 2 cas. Dans celui de Harless, ils avaient été provoqués par une soupe très-grasse. Quant à la nature des selles, il y a de la diarrhée (23, 24, 35) ou de la constipation (obs. 6, 12) quelquefois alternance de ces deux états (obs. 13).

L'ictère mentionné dans 3 cas (obs. 12, 16, 35) était noirâtre dans celui d'Aran.

La fièvre est notée dans 6 observations (obs. 13, 15, 23, 53, 34, 35).

Mentionnons seulement, pour mémoire, l'anasarque indiquée dans une observation de Bayle, la gangrène des extrémités puis du tronc dans celle de Fabrice de Hilden.

L'amaigrissement est un des symptômes les plus frappants et a été expressément indiqué dans 15 cas (obs. 5, 6, 9, 10, 12, 14, 16, 18, 21, 22, 25, 27, 30, 33, 35).

Les renseignements sur la *durée* de la maladie sont bien incomplets et permettraient de la croire très-variable. Elle était de 1 mois (obs. 6, 23), 4 mois (obs. 34); 8 mois (obs. 16), 13 mois (obs. 15), 15 mois (obs. 43), 8 ans (obs. 20).

L'étude des *causes* ne présente rien de particulier.

Le sexe des sujets indiqué dans 27 observations, donne 15 hommes et 12 femmes. L'influence du sexe est donc de peu d'importance.

Quant à l'âge, sur 26 cas nous trouvons :

Enfants 4
De 15 à 20 ans. 7
De 20 à 30 9
De 30 à 40 4

Enfin un sujet de 50 ans et un autre de 62.

Ajoutons que sur 100 enfants tuberculeux, Clermont-Lombard a trouvé 5 fois des tubercules dans le pancréas.

Obs. i. — Pancréas et rate squirrheux. Phthisie, pleurésie. (Bartholin, *Instit. anat.*, 1645).

Obs. ii. — Pancréas assez gros, un peu dur et fort blanc. Dans les poumons, tubercules enkystés au 2e degré.

Homme de 21 ans.

Obs. iii. — Pancréas fort dur, mais sain ; squirrhe ulcéré de l'estomac près du cardia.

Homme de 62 ans. Phthisie , péritonite, anasarque. (Bayle, *Phthisie pulm.*)

Obs. iv. — Pancréas blanc, dur, assez sain. Tous les viscères abdominaux adhèrent intimement entre eux. Tubercules non kystés du cœur. Tubercules des poumons.

Homme de 17 ans. (Bayle, *Rech. sur les tuber. non enkystés*).

Obs. v. — Pancréas dur. Estomac à parois épaisses, presque squirrheux. Pylore rétréci. Foie sain, glandes mésentériques engorgées surtout près de l'intestin grêle et de la colonne vertébrale. Vaisseaux lymphatiques pleins de liquide lactescent. L'épiploon descend jusqu'au pubis et adhère surtout à l'S du colon. La peau adhère aux membres ; plus de couche adipeuse. Les poumons pleins de tubercules crus ou ramollis adhèrent à la plèvre.

Homme de 30 ans. Maigreur extrême, symptômes de phthisie. (CAPPEL, *Eph. cur. nat.*, 1783).

OBS. VI.—Pancréas, pylore et foie squirrheux; tumeur dure de l'épiploon comprimant le rectum. La partie gauche du colon présente un ulcère calleux ouvert. Excréments dans la cavité abdominale. Stéatomes dans la poitrine.

Jeune homme cachectique, douleur, tumeur dure vers l'ombilic, constipation, mort après un mois.

OBS. VII. — Pancréas très-grand et squirrheux; foie dur, épanchement dans l'abdomen. Le poumon droit purulent et squirrheux contient des concrétions, cœur petit; artère pulmonaire très-dilatée.

Femme. Palpitations, dyspnée, coliques, perte d'appétit, gangrène des extrémités, puis du tronc. (FABRICE DE HILDEN, *Obs. et epist.*, 1641).

OBS. VIII. — Pancréas squirrheux, face concave du diaphragme hérissée de granulations blanchâtres. Intestins à demi corrompus dans de l'eau sanieuse.

Homme de 34 ans. Toux, crachats striés, ventre gonflé et douloureux.

OBS. IX. — Pancréas tout entier dur, squirrheux; vomiques dans les poumons.

Homme de 22 ans. Symptômes de phthisie (HASENHOERL, *Hist. méd. morb. épid.*, 1756).

OBS. X.—Pancréas grand, squirrheux; foie atrophié, rate grande et indurée; dans le ventricule droit du cœur, pus et sang. Ulcération de l'apophyse mastoïde.

Enfant de 2 ans. Emaciation. (KERKRING, *Obs. anat.*, 1670).

OBS. XI. — Pancréas induré chez un phthisique. (LOUIS, *Rech. sur la phthisie*, 2e éd., 1843).

OBS. XII.—Dans la queue du pancréas, abcès tuberculeux du volume d'un œuf de poule; il est tapissé par une membrane grisâtre fibreuse reposant sur le canal pancréatique.

Ce kyste contient du pus blanc jaunâtre. En dehors du kyste sont d'autres petits tubercules. Autour de l'abcès le tissu glanduleux est refoulé, atrophié. La tête est saine, congestionnée, canal pancréatique sain. L'estomac enflammé surtout près du pylore adhère au pancréas sans faire partie de l'abcès La surface du lobe droit du foie est granuleuse, dure, grisâtre à une certaine profondeur. Vésicule non distendue; la rate contient deux petits tubercules.

Femme de 25 ans. Faiblesse, amaigrissement; ictère, nigritie, douleur épigastrique et dorsale, vomissements bilieux, constipation. (ARAN, *Arch. gén. de méd.*, 1846.)

OBS. XIII.—Tissu du pancréas sain. De sa partie moyenne au rein droit tubercule ramolli de la grosseur du poing; il a pour base une membrane fibreuse adhérente au pancréas, épaisse d'une 1/2 ligne à 1 ligne 1/2. Foie et rate sains. Mésentère tuberculeux. Dans les poumons, tubercules ramollis et ulcérés.

Homme de 22 ans. Toux; diarrhée puis constipation, soif, fièvre hectique ; durée 15 mois.

OBS. XIV. — Tissu du pancréas sain. Au pancréas est fixé un corps squirrheux, blanc, gros comme une noix, renfermant un liquide dans une infinité de petites cellules. Foie volumineux, rempli de tubercules durs. Dans les poumons, tubercules durs, et çà et là quelques petits tubercules jaunâtres.

Homme de 62 ans. Douleur épigastrique et thoracique ; vomissements de matière liquide jaunâtre et bilieuse ; amaigrissement ; teint des cancéreux. (BAYLE, *Phthisie pulm.*, obs. 28 et 37.)

OBS. XV. — Au pancréas est attaché une tumeur du volume d'une tête d'enfant, formée de plusieurs réunies. Mésentère squirrheux. Épanchement. Poumons tuberculeux adhérents à la plèvre. Dans la poitrine, tumeur squirrheuse, du volume d'une noix adhérente au diaphragme.

Homme de 22 ans. Depuis treize mois fièvre lente,

oppression, toux, hémoptysie, hydropisie, douleurs abdominales. (BONET. *Sepulchretum*).

OBS. XVI. — Une masse tuberculeuse occupe la partie du foie et une portion du pancréas et comprime complètement les canaux hépatique, cystique et cholédoque, ainsi que la veine porte, qui est oblitérée par un caillot sanguin. La vésicule biliaire, très-dilatée, formant une tumeur, contient beaucoup de bile et une centaine de calculs. Epanchement dans l'abdomen, péritoine sain, marasme affreux.

Femme de 38 ans. Depuis 8 mois ictère, fluctuation dans l'abdomen, tumeur dans l'hypochondre droit. (BOUILLAUD. *Arch. gén. de méd.*, t. 2).

OBS. XVII. — Pancréas sain. A sa surface glandes conglóbées grosses et dures, canal pancréatique dilaté. |Foie volumineux enfoncé dans l'hypochondre droit et descendant très-bas. Rate très-petite. Estomac et même pylore repoussés dans l'hypochondre gauche. Intestin grêle gonflé et rouge en certains endroits, pâle et flasque en d'autres. Glandes mésentériques grosses.

Femme de 20 ans. (BRECHTFELD. *Coll. acad. part. étr.* t. 7).

OBS. XVIII. — Pancréas squirrheux, purulent. Mésentère squirrheux. Vésicule biliaire pleine de bile noirâtre et gluante. Glande scrofuleuse comprimant le pharynx.

Homme de 16 ans. Scorbut, déglutition difficile; émanation. (DEIDIER. *Instit. méd.*, 1734).

OBS. XIX. — Tumeur athéromateuse énorme adhérente à la tête du pancréas. (FANTONI. *Opera. med.*, 1738).

OBS. XX. — Pancréas, estomac et intestins farcis en plusieurs endroits de grains scrofuleux. Pas de traces de la rate à gauche. A droite un corps aplati, adhérent au péritoine, ressemble à ce viscère. Epiploon emacié.

Femme de 23 ans, ascite depuis 8 ans. (GLATIGNY. *Ancien journ.* t. 7).

OBS. XXI. — Une tumeur occupant toute la partie droite

de l'abdomen repousse les intestins à gauche ; elle adhère aux muscles de l'abdomen, à la colonne vertébrale et au pancréas, dont elle paraît naître. Les vaisseaux voisins sont très-variqueux. Rein droit englobé dans la masse. Rein gauche sain. Rate saine.

Enfant ; tumeur épigastrique, consomption. (GREISEL. *Eph. cur. nat.* 1677)

OBS. XXII. — Pancréas squirrheux, purulent. Dans le mesentère glandes noires, indurées , d'autres ramollies, épiploon purulent, ainsi que les poumons.

Fille de 15 ans, cachectique, émaciée. Douleurs précordiales , ventre gonflé , toux sèche , crachats purulents. (HARDER. *Eph. cur. nat. dec.* 2, *an* 6).

OBS. XXIII. — Le pancréas long de 8 pouces, large de 2, épais de 8 lignes, jaune, ramolli, contient des tubercules. Canal excréteur très-dilaté ; vésicule du fiel désorganisée, très-épaissie. Conduits biliaires et veine-porte très-considérables. Estomac et duodenum légèrement enflammés , contenant du mucus spumeux.

Femme de 30 ans. Pression à l'épigastre, toux, rapports de matière gélatineuse. Salivation ; tympanite. Une indigestion est provoquée par une soupe très-grasse. Diarrhée d'abord aqueuse, puis filante et spumeuse. Fièvre hectique. Mort après un mois. (HARLESS).

OBS. XXIV. — A la place du pancréas, quelques glandes conglobées. On ne peut découvrir le conduit pancréatique.

Jeune fille morte de diarrhée.

OBS. XXV. — Pancréas grand. A sa surface et à ses extrémités sont attachés plusieurs tubercules un peu durs. Rate grande, foie gros, dur à droite, recouvrant l'estomac et la rate. Tubercules dans le mésentère. Estomac enflammé, pustuleux. Poumons adhérents à la poitrine.

Enfant de 7 ans. Émaciation extrême.

OBS. XXVI. — Pancréas squirrheux, couvert de tubercules. Rate dense, avec un squirrhe, couverte de points blancs. Rein gauche presque cartilagineux.

Enfant (HARTHMANN, *Eph. cur. nat. dec. 2 an. 5*).

OBS. XXVII. — Tubercules durs et ramollis dans le pancréas, le foie, les poumons. La rate est le seul organe sain. Tubercules dans l'épiploon et sous la peau.

Femme très-émaciée, irritable. Douleurs dans l'abdomen, spécialement à la région du foie, s'exagérant par la pression. Nausées, vomissements, soif, perte d'appétit ; symptômes typhoïdes. (LANSTAFF, *Méd. chir. trans.*, t. 9).

OBS. XXVIII. — Pancréas purulent, presque détruit. Estomac ulcéré çà et là et pustuleux. Poumons adhérents aux plèvres.

Femme. Vomissements incoercibles, douleurs vives vers le pubis, coliques néphrétiques. (LIEUTAUD, *Hist. anat. méd.*, 1767).

OBS. XXIX. — Extrémité droite du pancréas très-grosse, squirrheuse, pylore très-vasculaire, intestins contractés. Estomac parsemé de tubercules. Mésentère et péritoine enflammés avec glandes tuberculeuses. Foie hypertrophié, adhérent au diaphragme. Sa surface est parsemée de tubercules, son parenchyme sain. Symptômes de phthisie. Douleurs dans l'abdomen. (MARTLAND, *Edimb. med. journ.*).

OBS. XXX. — Tubercules dans l'épaisseur du pancréas. Membrane muqueuse du cœur rougeâtre. Adhérences du poumon gauche. Marasme.

Homme de 32 ans, mort d'hydropisie cérébrale. (MITIVIÉ, th. de Paris, 1820).

OBS. XXXI. — Pancréas et mésentère remplis de glandes scrofuleuses ; foie, rate, reins sains, mais entourés de glandes analogues dans le tissu adipeux ambiant. Tubercules pulmonaires.

Homme de 15 ans. Aucune difficulté de digestion. (MORGAGNI, *De sed. et caus. morb.*, *Epist.* 68 n°12).

Obs. xxxii. — Sur 20 singes morts de tuberculisation générale, une fois le pancréas offre à sa partie moyenne et dans son épaisseur un tubercule du volume d'une noisette, - ramolli dans plusieurs points à son centre. (Reynaud , *Arch. gén. de méd.. t. 25*).

Obs. xxxiii. — Masse tuberculeuse, grosse comme un œuf sur le bord supérieur du pancréas. Tubercules sur le foie, dans le péritoine, dans les poumons.

Homme de 18 ans. Douleurs hypochondriaques; digestions pénibles ; fièvre hectique ; marasme. (Tacheron , *Rech. anat. pat.*, 1823).

Obs. xxxiv. — Pancréas et mésentère pleins de glandes scrofuleuses. Foie sain. La vésicule contient 21 calculs. Poumon droit ulcéré.

Femme. Douleurs vives à l'hypochondre gauche, dyspnée, fièvre continue. La malade ne peut rester couchée sur le côté droit. Mort après quatre mois de traitement. (Varnier, *anc. journ.*, t. 3).

Obs. xxxv. — Vers le pylore, masse tuberculeuse, enveloppant entièrement le pancréas et s'appuyant sur les vertèbres dorsales. Cette masse paraît composée de plusieurs tubercules ronds, distincts, serrés ensemble. Quelques tubercules dans la substance du pancréas, d'autres dans la substance du foie. Vésicule pleine de bile noire. Orifice du canal complètement obstrué. Pylore un peu rétréci ; colon très-rétréci. Quelques anses de l'intestin grêle adhèrent les unes aux autres. Le diaphragme est repoussé par le foie jusqu'à la cinquième côte. Tubercules du poumon droit.

Homme de 50 ans. Ictère , fièvre, déjections alvines ressemblant à de l'eau de gruau. Tumeur ronde, dure, circonscrite à l'épigastre vers le côté droit , insensible à la pression. Vers la fin, nausées, vomissements, affaiblissement, grande maigreur. (Watson, *The Lond. med. and phys. journ.*, 1830).

Obs. xxxvi. — Il ne reste du pancréas que le conduit et

une membrane. Foie gonflé, squirrheux. Pleurésie; poumon gauche purulent ainsi que la plèvre et le diaphragme. Femme de 36 ans. (MANGET, *Bibl. med. prat.*, 1675).

OBS. XXXVII. — Pancréas scrofuleux, dur, tuberculeux, contenant par intervalle de la matière caséeuse. Le malade était scrofuleux et hydrocéphale. (VENABLE, cité par Bighsby, *Edimb. med. and surg. journ.*, 1835).

CANCER.

De toutes les affections du pancréas, le cancer est celle qui a été le plus fréquemment rencontrée puisque, indépendamment des 5 observations inédites que j'ai annoncées, j'ai pu rassembler 195 autres empruntées à 128 auteurs différents, ce qui porte à 200 le nombre des faits qui vont servir de base à ce travail.

Mais quelle est la fréquence du cancer du pancréas comparativement au cancer des autres organes ?

Tanchou, sur 9118 cas tirés des registres de l'état civil du département de la Seine, ne l'a trouvé noté que deux fois (*a*).

Marc d'Espine, sur 471 cas de cancer, n'en indique pas un seul exemple (*b*).

Dans son Traité, d'ailleurs si complet, des maladies cancéreuses, M. Lebert s'exprime ainsi : « Nous n'avons que « peu de choses à dire sur le cancer du pancréas comme « affection primitive ; il n'en existe qu'un petit nombre « d'exemples dans la science. Nous n'avons, pour notre « compte, jamais rencontré un cancer primitif de cette « glande ; il est même rarement atteint de dépôts cancé- « reux secondaires. » Et ailleurs : « A part des adhé-

(*a*) Recherches sur le traitement médical des tumeurs du sein, 1844.

(*b*) Communiqués à Lebert.

« rences entre le pancréas et le fond cancéreux de l'esto-
« mac, nous n'avons noté que deux fois un dépôt cancé-
« reux dans cet organe (c). »

La statistique de cet auteur repose sur 447 observations.

Anatomie pathologique.

Le cancer du pancréas peut se rencontrer sous différentes *formes* ; mais le squirrhe est de toutes la plus fréquente, et en laissant de côté 34 faits dans lesquels les observateurs se sont bornés à mentionner l'état cancéreux, mais sans en déterminer suffisamment les caractères, le squirrhe est signalé 133 fois, tandis que l'encéphaloïde ne figure que 14 fois seulemennt (d). Dans 12 cas (e), les deux formes étaient combinées. La mélanose s'est présentée 3 fois iso-lément (obs. 52, 81, 126), et 3 fois des dépôts mélaniques existaient au milieu de productions cancéreuses différentes (obs. 38, 132, 133). Enfin un cas de Schmackpfeffer paraît se rapporter au fongus hématode.

A la dernière période de la maladie, celle que l'on a le plus souvent occasion d'observer sur le cadavre, le pan-créas tout entier se trouve envahi par le cancer, et cette condition s'est rencontrée dans 88 observations. Mais la tête est la partie par laquelle il paraît débuter le plus sou-vent; soit parce qu'il y reste borné (a), soit qu'il s'étende de là vers le corps (obs. 9, 95, 196). La partie moyenne

(c) Traité des maladies cancéreuses, 1851, p. 573 et 486.

(d) Obs. 2, 21, 36, 58, 64, 95, 114, 117, 131, 137. 148, 160, 161, 171.

(e) Obs. 1, 3, 56, 76, 80, 120, 129, 135, 149, 155, 159, 196.

(a) Obs. 6, 8, 13, 17, 34, 35, 43, 49, 50, 60, 61, 64, 65, 67, 72, 105, 106, 109, 115, 122, 123. 125, 129, 131, 134, 151, 157, 171, 176, 179, 186, 189, 198.

était isolément atteinte dans 5 cas (*b*), la queue dans 2 (obs. 113, 187), et dans 4 la tumeur occupait à la fois la queue et le corps de l'organe (obs. 15, 53, 103, 153), la tête étant demeurée saine. Enfin le cancer était borné à la face antérieure dans l'observation de Bourdon, au bord supérieur dans celle de Mabille et dans l'une des miennes.

Dans 24 observations (*c*), le cancer s'est présenté sous forme de tubercules disséminés plus ou moins nombreux, plus ou moins condensés. 38 fois enfin son *siége* n'est pas déterminé.

Le pancréas atteint de cancer perd en général sa *forme* et son *aspect*. D'allongé il devient globuleux, et si sa surface s'est trouvée lisse exceptionnellement dans un cas d'Abercrombie, elle est le plus souvent irrégulière, tubéreuse.

Le *volume*, noté dans 104 observations, était à peu près à l'état normal dans un cas d'Abercrombie ; il était augmenté 101 fois et diminué 2 fois seulement (obs. 63, 199). On voit par là combien peu était fondée l'opinion de Jos. Frank, de Bayle et Cayol (*d*) qui regardaient la diminution de volume comme à peu près-constante dans les cas de cancer du pancréas. Cette remarque ne doit point être oubliée au point de vue du diagnostic.

Quand le cancer n'atteint pas la totalité de la glande, les parties non envahies peuvent présenter certaines *altérations non cancéreuses* qui méritent d'attirer notre attention.

Des 74 observations dans lesquelles le cancer n'avait point envahi le pancréas tout entier, 45 ne décrivent point l'état du reste de l'organe, soit qu'il fût sain en

(*b*) Obs. 18, 19, 82, 111, 181.

(*c*) Obs. 25, 30, 36, 41, 46, 52, 54, 55. 81. 102. 110, 114, 120, 126, 127, 136, 147, 148, 155, 160, 161, 178, 184, 188.

(*d*) Dictionnaire des sciences médicales, t. III.

réalité, soit que ses altérations eussent paru de peu d'importance.

Dans 12 cas ces parties étaient à l'état normal (e). Dans un cas elles étaient le siége d'une hypertrophie marquée (obs. 64), 4 fois atrophiée (obs. 7, 8, 50, 82), 2 fois converties en graisse (obs. 17, 18), ce qui, comme nous l'avons déjà vu, est l'atrophie par excellence. 8 observations les présentent comme indurées(f).Dans 3 cas où le pancréas était totalement ou presque totalement cancéreux, il était en même temps entouré de veines variqueuses (obs. 97, 98, 147).

Le canal pancréatique a été trouvé 3 fois obstrué sans que l'on ait noté de modifications dans son calibre (obs. 88, 121, 194), mais dans 7 observations (obs. 43, 60, 62. 159, 163, 171, 196), l'oblitération d'une portion de son trajet avait amené la dilatation de la partie restée libre, dilatation compliquée 2 fois de la présence de calculs. Dans 4 autres observations, enfin, le canal était modifié de façon à former un kyste (obs. 15, 16, 49, 50).

Telles sont les modifications qui se manifestent dans le pancréas lui-même sous l'influence du cancer; mais il n'est pas toujours, tant s'en faut, le seul organe malade, et les lésions qui se produisent dans les autres, soit par simple coïncidence, soit surtout sous la dépendance des lésions dont il est lui-même atteint méritent d'être attentivement passées en revue.

Dans 18 cas, cependant (g), le cancer du pancréas est expressément seul noté, et simplement noté dans 51 autres observations. Quelle que soit la manière d'envisager les faits de cette dernière série, que dans quelques-uns d'entre eux les lésions concomitantes d'autres organes aient été prévenues et simplement passées sous silence, ou que le

(e) Obs. 6, 9, 13, 25, 30, 31, 95, 111, 129, 137, 153, 184.

(f) Obs. 19, 120, 151, 155, 171, 179, 188, 198.

(g) Obs. 4, 6, 10, 15, 19, 38, 39, 43, 49, 50, 56, 58, 86, 121, 129, 134, 153, 169.

pancréas se soit présenté seul cancéreux, il reste définitivement acquis qu'il peut être le siége primitif du cancer.
Et si l'on ajoute que dans nombre de cas collationnés soigneusement par nous, sans parti pris, le cancer occupait
à la fois le pancréas et l'un ou plusieurs des organes voisins, mais sans que rien dans les détails de l'observation
pût faire soupçonner avec quelque apparence de raison le
point de départ précis, on demeurera convaincu que la
prétendue innocuité du pancréas par rapport au *cancer
primitif* est une simple hypothèse bien plutôt ébranlée que
confirmée par l'examen des faits.

Quoi qu'il en soit, le pancréas cancéreux peut contracter
des *adhérences* simplement inflammatoires ou cancéreuses
avec les organes qui l'entourent. Nous avons noté les suivantes : avec l'estomac, à sa grande courbure (obs. 20,
105); à sa petite courbure (obs. 106, 110, 124, 137, 186);
à sa face postérieure (obs. 27, 142, 191) ; dans 15 autres
cas, le lieu précis de l'adhérence n'est pas désigné. Nous
ne parlons point ici des adhérences avec le pylore qui se-
ront plus fructueusement étudiées plus loin. .

Les adhérences avec l'intestin occupaient 22 fois le duodenum, 1 fois l'intestin grêle (obs. 36), 8 fois le colon
(obs. 2, 67, 72, 90, 107, 113, 183, 187) ; dans le cas de
Jourdain, l'intestin grêle et l'arc du colon ; dans celui de
Vidal, enfin, la portion d'intestin adhérente n'est point
précisée.

Des adhérences avec le péritoine n'ont été mentionnées
que 2 fois (obs. 23, 54), et avec le diaphragme 4 fois
(obs. 24, 32, 84, 190).

Dans 7 cas elles avaient lieu avec la colonne vertébrale
obs. 1, 15, 32, 84, 139, 164, 190).

Des 10 cas dans lesquels il y avait des adhérences du
pancréas avec le foie (obs. 32, 80, 108, 111, 133, 173,
184, 185), 2 deux fois seulement le point adhérent est
précisé, il s'agissait de la face concave (obs. 67, 141).

Les adhérences avec la rate ne figurent que 3 fois seulement (obs. 32, 133, 185); celles avec le rein sont mentionnées dans 4 observations (obs. 51, 73, 153, 190). Dans 2 cas, il s'agissait du rein gauche, et dans l'un d'eux l'urétère participait à l'adhérence. Dans le cas de Cruveilhier, le rein et la capsule surrénale du côté droit étaient en cause. Dans le dernier, enfin, les deux reins étaient atteints.

Qu'il ait ou non contracté des adhérences avec les organes qui l'entourent, le pancréas peut s'ulcérer, et par *ulcération* nous entendons tout aussi bien l'ulcération propre du squirrhe que le ramollissement de l'encéphaloïde dès qu'il se manifeste à la surface.

Dans 7 cas, l'ulcération n'attaquait que le pancréas seulement (obs. 56, 61, 64, 86, 115, 147, 165); elle attaquait à la fois le pancréas et l'estomac dans 8 observations (obs. 7, 78, 106, 124, 137, 157, 191, 200); le pancréas et le pylore dans 3 (obs. 67, 76, 108); le duodenum 7 fois (obs. 8, 34, 35, 58, 108, 133, 149); l'intestin 3 fois (obs. 36, 67, 193).

Dans 2 cas, le foie participait à l'ulcération (obs. 108, 192), et dans un cas de Portal un encéphaloïde ramolli de la tête du pancréas avait perforé le canal cholédoque. Dans le fait de Mabille, que nous avons déjà eu occasion de citer, le bord supérieur de la glande était rongé dans l'étendue de trois travers de doigts par une ulcération large et profonde ; l'artère splénique, isolée de toutes parts, amincie dans ses parois, était ouverte en deux endroits par des ruptures fort longues.

Dans le cas de Totenfeld, l'ulcération avait percé le diaphragme, érodé la colonne vertébrale, attaqué les deux reins. Outre ces organes, la veine-cave était perforée dans l'observation de Hertod.

Le pancréas, avons-nous déjà dit, est rarement seul malade, et des *lésions cancéreuses ou non cancéreuses des autres organes*, procédant directement de ses affections ou purement accidentelles, incidentes et jouant parfois à son égard le rôle d'affections primitives ; les compliquant, les masquant pendant la vie à des degrés divers, ces lésions, dis-je, doivent maintenant nous occuper. Nous passerons donc successivement en revue chaque organe en signalant les différentes lésions que les observateurs ont indiquées.

Région pylorique. — Je désigne sous ce nom non seulement le pylore lui-même, mais encore la fin de l'estomac et le commencement du duodenum, toutes parties qui, en raison de leurs rapports intimes avec la tête du pancréas, en sont en quelque sorte solidaires, et dont les lésions produisent le plus souvent un effet identique, à savoir : l'oblitération plus ou moins complète de l'orifice inférieur de l'estomac.

L'état de cette région a été mentionné dans 62 observations. 5 fois elle était saine (obs. 7, 25, 56, 95, 129), et 1 fois variqueuse (obs. 96). Dans 5 cas, elle était entourée par le cancer du pancréas, sans que les observations fassent connaître si elle participait elle-même à la dégénérescence, ou si son calibre se trouvait diminué (obs. 61, 64, 102, 131, 133). Dans 11 autres observations, les parois restées saines se trouvaient refoulées concentriquement par la compression produite par la tumeur et l'orifice pylorique se trouvait rétréci (obs. 6, 15, 22, 65, 73, 89, 96, 98, 99, 100, 134). Cette diminution de calibre manquait dans le cas de Mac-Donnell.

Mais la lésion de beaucoup la plus fréquente dans cette région est le cancer, qui a été noté 38 fois.

Dans 5 cas, le cancer du pylore était indépendant de celui du pancréas (obs. 9, 41, 76, 82, 82) ; dans 5 autres leurs rapports ne sont point suffisamment indiqués (obs. 31, 37, 110, 116, 146) ; mais dans les 28 autres observations, la dégénérescence avait envahi à la fois le pancréas et les parties constituantes de la région pylorique (*h*). Nous avons

(*h*) Obs. 3, 8, 28, 32, 34, 35, 45, 58, 60, 67, 72, 91, 93 105,

déjà eu occasion de dire que 10 fois ces tumeurs étaient ulcérées.

Dans 17 des observations qui nous occupent le rétrécissement du pylore a été expressément mentionné.

Estomac. — Dans 9 observations dans lesquélles le cancer avait envahi la région pylorique, il occupait en même temps l'estomac, soit par propagation directe (obs. 32, 41, 106, 107, 110, 157, 186, 200) soit que des tumeurs indépendantes se fussent développées à sa surface interne (obs. 76).

Mais le pylore étant intact, l'estomac a été trouvé atteint de cancer dans 18 cas, soit par propagation directe de la lésion de l'un des organes à l'autre (obs. 5, 7, 20, 73, 78, 95, 124, 137, 182, 183, 191), soit par le développement de tumeurs cancéreuses indépendantes (obs. 75), 6 fois enfin ce rapport n'est point suffisamment indiqué (obs. 101, 102, 135, 148, 184, 185).

L'estomac a présenté, en outre, les lésions non cancéreuses suivantes :

Il était injecté ou enflammé (obs. 8, 19, 35, 42, 132), parsemé à sa surface interne de taches gangreneuses ou ulcéreuses (obs. 116, 172) ; sa muqueuse était épaissie dans 2 cas de lofftie.

Dans 5 observations, sa capacité était diminuée (obs. 87, 140, 169, 170, 177) ; mais elle est plus souvent augmentée (obs. 18, 91, 107, 118, 125, 134, 176, 180, 183) ; dans cette dernière circonstance, ses parois peuvent être amincies (obs. 28, 180).

Dans 9 cas on a noté son contenu : c'était une matière noire (obs. 27, 28, 35, 78, 95, 124, 132, 176, 180).

Il était sain dans 6 observations (obs. 18, 55, 129, 153, 188, 196).

106, 107, 115, 117, 130, 132, 133, 136, 149, 150, 151, 156, 157, 186.

Intestins. — Les intestins ont été trouvés 12 fois atteints de cancer, 1 fois indépendamment du cancer du pancréas (obs. 32), 8 fois par propagation directe (obs. 67, 72, 90, 107, 113, 183, 187, 193), 3 fois sans que l'on ait noté l'une ou l'autre de ces conditions (obs. 22, 26, 102).

Dans 11 cas ils présentaient des traces d'inflammation (obs. 17, 19, 20, 27, 42, 44, 92, 113, 119, 179, 184) ; 3 fois ils étaient gangrenés (obs. 29, 87, 139), et 2 fois ulcérés (obs. 42, 48).

Dans 9 cas ils étaient rétrécis (obs. 18, 32, 92, 110, 130, 148, 156, 169, 170, et dans 3 distendus (obs. 36, 118, 191).

Foie. — La fréquence comparative du cancer de la tête du pancréas, soit isolément, soit avec une partie ou la totalité de l'organe, d'une part ; d'autre part, les relations anatomiques intimes qui existent entre cette partie et le canal excréteur de la bile devaient faire prévoir à priori que nous aurions à signaler de nombreuses lésions de l'appareil hépatique, et c'est ce que l'expérience confirme.

21 observations, en effet, notent l'oblitération du canal cholédoque à son orifice duodénal (*k*), et ce nombre est évidemment trop faible puisque la dilatation de la partie des canaux biliaires située au-dessus et de la vésicule se trouve mentionnée 34 fois (*l*).

Nous devons relater ici comme exceptionnel un fait remarquable de Tood dans lequel les canaux biliaires formaient une tumeur énorme, étendue depuis la veine-porte jusqu'au sacrum et transversalement du rein droit au rein gauche. La vésicule et le foie étaient à l'état normal : une valvule du canal cystique avait limité ce développement.

Dans les cas ordinaires, les choses n'en viennent point

(*k*) Obs. 6, 8, 13, 17, 33, 34, 36. 37, 49, 50, 60, 64, 72, 108, 115, 129, 131, 171, 178, 195, 196.

(*l*) Adde. Obs 9, 14, 16, 32, 35, 42, 44, 83, 90, 118, 130, 149, 165.

à ce degré et nous avons noté comme limites les plus élevées
dans un cas de Bécourt, le volume du poing. Dans le cas
de Smith la tumeur descendait jusqu'au dessous de l'ombilic.

La bile devient alors épaisse et foncée. Dans le cas de
Bartholin, elle était argileuse ; elle contenait des calculs
dans deux observations rapportées par Portal et Martland.

Dans la série d'observations dont nous nous occupons
actuellement, l'état du foie est mentionné 15 fois. 2 fois il
était sain (obs. 37, 83) ; dans 13 cas il était mou, volumineux, verdâtre, congestionné par la bile (*m*).

En dehors de cette obstruction des canaux biliaires,
nous devons encore signaler 11 cas dans lesquels le foie
était augmenté de volume sans altérations de sa texture (*n*),
et 4 dans lesquels il était sain (obs. 76, 132, 186, 189).
4 fois il était sec, exsangue (ob. 77, 80, 137, 168), 5 fois
atrophié (obs. 15, 31, 32, 180, 183), et 2 fois induré
(obs. 23, 177).

Le cancer du foie a été noté dans 42 observations. 27 fois
il se présentait sous forme de dépôts (*o*) ; 7 fois il s'était
étendue par voie de propagation directe (obs. 67, 82, 108,
111, 181, 185, 192) ; enfin le manque de détails nous oblige
à ranger 7 autres observations en dehors de l'une ou l'autre de ces catégories (obs. 14, 63, 104, 110, 136, 139,
147).

Nous devons rapprocher des lésions de l'appareil biliaire
l'*ictère*, qui a été noté dans 35 observations. 23 fois l'ictère
coexistait avec l'oblitération des conduits biliaires (*p*), 8 fois
avec un état pathologique différent du foie (obs. 34, 33, 67,

---

(*m*) Obs. 6, 7, 8, 36, 45. 49, 60, 64, 90, 129, 131, 178, 199.

(*n*) Obs. 11, 19, 38, 43, 87, 114, 127, 148, 150, 166, 177.

(*o*) Obs. 9, 13, 17, 18, 33, 34, 35, 40, 41, 61, 93, 95, 102,
103, 109, 122, 123, 126, 131, 135, 149, 155, 171, 173, 184,
188, 197.

(*p*) Obs. 6, 8, 9, 13, 14, 16, 17, 34, 35, 36, 37, 45, 89, 60, 64,
129, 131, 149, 158, 171, 178, 189, 196.

93, 104, 109, 114, 177); 4 fois sans que des lésions de cet organe eussent été notées (obs. 1, 28, 176, 198).

En présence des lacunes qui se trouvent dans la relation des faits, nous ne croyons point sortir des règles d'une rigoureuse observation en supposant que l'ictère existait dans 13 cas où les canaux biliaires étaient oblitérés, bien que l'on n'en ait point signalé l'existence. Et nous sommes ainsi amenés à considérer cet état comme un épiphénomène des affections du pancréas, non pas constant, puisque Landsberg (q) ne l'a jamais rencontré, mais au moins trèsfréquent avec Rahn, Jos. Frank, Mondière. Les conditions anatomiques que nous avons pris soin de signaler rendent nettement compte de ces différences.

Rate. — L'état de la rate se trouve mentionné dans 36 observations : 5 fois elle était saine (obs. 76, 110, 132, 137, 185). Son volume était augmenté 6 fois (obs. 7, 32, 57, 90, 114, 136), et 8 fois diminué (obs. 19, 77, 104, 150, 155, 173, 180, 186). Elle était ramollie dans 7 cas (obs. 38, 53, 61, 64, 112, 135, 139), indurée dans une observation rapportée par Baader, variqueuse dans celle de Hermann. Dans 8 observations, enfin, elle était cancéreuse (obs. 8, 14, 63, 87, 102, 116, 126, 166).

En songeant aux rapports vasculaires si intimes qui unissent le pancréas, le foie et la rate, j'ai dû rechercher s'il n'existait pas quelques relations entre les affections de ces divers organes ; je n'ai pu arriver à rien de satisfaisant. Quoi qu'il en soit, il y a là peut-être un sujet intéressant d'étude, et l'on devra, dans les observations ultérieures, noter avec soin l'état relatif de ces différents viscères.

Péritoine. — Le péritoine et ses dépendances sont souvent affectés. Le péritoine a été trouvé enflammé (obs. 38, 93, 131, 172), épaissi (obs. 44, 90), ramolli (obs. 165),

_____

(q) Journal de Hufeland, 1840.

graisseux (obs. 39) ; 5 fois il était cancéreux (obs. 23, 103, 126, 139, 174).

Le mésentère était graisseux dans une observation de Harthmann, 12 fois squirrheux (obs. 12, 22, 26, 76, 79, 107, 132, 139, 146, 156, 197, 200), 1 fois squirrheux et ulcéré (obs. 23).

Les glandes mésentériques étaient engorgées, rouges, gonflées dans 6 cas (obs. 31, 45, 57, 87, 93, 164) ; dans 15 elles étaient cancéreuses (obs. 36, 67, 89, 110, 114, 122, 123, 135, 148, 166, 177, 180, 182, 183, 188).

Nous ne sommes point en mesure de rejeter d'une manière absolue les rapports de causalité qui peuvent exister entre ces différentes lésions du péritoine et la présence d'un liquide dans sa cavité. Nous croyons néanmoins que, dans les cas qui nous occupent, l'hydropisie est le plus souvent purement mécanique, qu'elle reconnaît pour cause immédiate un obstacle à la circulation veineuse. Nous en parlerons donc d'une manière générale en traitant des lésions de l'appareil de la circulation.

Diaphragme. — Dans 3 cas le diaphragme était squirrheux, ulcéré, et le pancréas, à travers cette ulcération, avait pénétré jusque dans la cavité thoracique (obs. 24, 84, 190).

Organes de la circulation. — L'aorte a été trouvée comprimée par une tumeur du pancréas (obs. 10, 30, 73), rétrécie (obs. 62), rétrécie et cartilagineuse au point comprimé. Dans ce cas de Salmade, elle était dilatée au-dessus de la compression, et cette dilatation s'étendait jusqu'au ventricule gauche inclusivement. Doit-on attribuer à la même cause, à la gêne que la présence de ces tumeurs apporte à la circulation, la dilatation du ventricule gauche du cœur indiquée dans deux autres observations (obs. 187, 195)?

Ajoutons, pour être complet, que dans un cas de Battersby l'aorte présentait quelques points athéromateux et osseux. Dans l'observation de Hasenhoerl elle était ossifiée à son origine.

Dans l'observation si intéressante de Salmade, le tronc cœliaque et ses branches étaient dilatés, surtout la coronaire stomachique dont la rupture amena la mort.

L'artère splénique était entourée, comprimée par le pancréas cancéreux dans un cas de Sandwith ; isolée de toute part, amincie dans ses parois, ouverte en deux endroits dans l'observation de Mabille. Dans celle de Hermann enfin les vaisseaux spléniques étaient variqueux.

L'on a trouvé les vaisseaux mésentériques rétrécis, oblitérés (obs. 160, 161, 173), la veine-cave inférieure comprimée (obs. 30, 85); comprimée et dilatée (obs. 149). Dans le cas de Herlod, la veine-cave, la supérieure probablement, était ulcérée, et l'hémorrhagie, résultat de cette ulcération, avait amené la mort.

Dans 2 cas, la veine-porte était comprimée (obs. 45, 85), dans un, elle était très dilatée (obs. 149), dans l'observation de Fournier elle était cartilagineuse, dans celle de Casimir Broussais enfin, elle était ulcérée et s'était ouverte dans l'estomac.

Ajoutons que le cœur contenait des dépôts mélaniques dans le cas de Mackensie, et que le péricarde était le siège d'un épanchement dans 2 cas empruntés à Baader et à Paw.

L'étude des rapports en anatomie pathologique, étude qui serait, à n'en pas douter, féconde en résultats importants, est tellement négligée que nous n'hésitons pas à regarder, comme fort en deçà de la réalité par leur nombre, les lésions purement mécaniques dont nous venons de parler.

Nous croyons que la compression des vaisseaux est un effet fréquent de l'existence des tumeurs du pancréas ou de celles qui l'accompagnent, et nous n'hésitons point pour cette raison à parler de l'effet après avoir indiqué la cause, à justifier l'induction que nous venons d'émettre en traitant de l'ascite après la compression de la veine-porte et des vaisseaux mésentériques, à rapprocher l'hydropisie des membres inférieurs de la compression de la veine-cave inférieure.

L'infiltration des extrémités inférieures a été mentionnée dans 14 observations, dans lesquelles se trouvent compris les 3 cas de compression de la veine-cave que nous avons cités (s). Dans 5 l'œdème est signalé sans indication de lieu (obs. 28, 89, 110, 131, 181). Dans le fait de Michaelis enfin, la face et les mains seulement étaient infiltrées? Y avait-il là compression de la veine-cave supérieure seule par suite d'une lésion que l'observateur n'a point indiquée. Les belles recherches de M. Oulmont permettent de le supposer (t).

L'ascite paraît plus fréquente encore puisqu'elle a été notée 34 fois, dont 25 isolément (u) et 9 fois en même temps que l'œdème des extrémités (obs. 12, 15, 37, 85, 89, 132, 137, 149, 197).

Dans un cas de Fantoni, l'absence d'hydropisie est expressément mentionnée : le pancréas était très-petit, et ne présentait pas par conséquent les conditions voulues pour produire la compression.

Organes de la respiration. — Il serait à peine utile de mentionner la coexistence du cancer du pancréas avec l'inflammation des plèvres (obs. 12, 38), avec le catarrhe bronchique (obs. 94), si dans un cas de cette nature, sur lequel nous reviendrons, l'ensemble des symptômes n'avait point simulé la phthisie.

Dans 3 cas les poumons présentaient des dépôts cancéreux (obs. 102, 103, 126).

Organes génito-urinaires. — Dans un cas de Cattier, le

(s) Obs. 6, 12, 15, 30, 36, 37, 85, 132, 137, 149, 150, 155, 189, 197.

(t) Des oblitérations de la veine-cave supérieure, 1855.

(u) Obs. 34, 38, 44, 43, 64, 76, 77, 87, 93, 95, 174, 109, 114, 120, 125, 136, 139, 169, 170, 174, 177, 182, 183, 198, 200.

rein gauche était comprimé et déplacé par une tumeur du pancréas. Le rein a été trouvé purulent (obs. 67, 84, 175), calculeux (obs. 140, 149), exsangue (obs. 43), hypertrophié (obs. 87), induré (obs. 77), adhérent au pancréas (obs. 54, 153).

Dans 3 cas il était cancéreux (obs. 73, 102, 190), et dans l'un d'eux, celui de Guérin, l'uretère était atteint par la dégénérescence.

Dans 1 cas, la capsule surrénale gauche était cancéreuse (obs. 36).

Chez le malade de Récamier, la tumeur comprimait l'urétère gauche et le bassinet était dilaté.

Chez celui de M. Charcellay, les parois de la vessie étaient squirrheuses.

L'ovaire dans l'observation de Bobe-Moreau, dans celle de Sébire, l'ovaire et l'utérus étaient atteints de cancer.

Il en était de même des testicules dans 5 cas (obs. 47, 98, 99, 100, 163).

État général. — Nous avons déjà dit que l'ictère avait été constaté 35 fois chez des individus morts de cancer du pancréas. La plupart des autres présentent le teint jaune-paille propre à la cachexie cancéreuse ou les caractères de l'anémie très-prononcée.

Une émaciation extrême expressément mentionnée dans 62 de nos observations, semble la règle à peu près générale. Selon la remarque de Pemberton et de quelques autres auteurs, elle serait plus prononcée et surviendrait plus vite chez les malades atteints de cancer du pancréas que chez tous autres.

Dans 6 observations, l'embonpoint était conservé (obs. 1, 39, 54, 74, 77, 187).

Symptomatologie.

Des 200 faits qui nous ont servi à établir ce qui précède, 28 ne contiennent que la description anatomique, et 21 ne présentent sur les accidents observés pendant la vie que des renseignements fort incomplets, en sorte que c'est le nombre de 151 faits qu'il faudra avoir en vue pour apprécier la fréquence relative des divers symptômes que nous allons successivement examiner.

Tumeurs. — Bayle et Cayol avancent que les véritables squirrhes du pancréas sont peu volumineux, et pour cette raison ne peuvent être distinctement palpés à travers les parois abdominales. Nous avons suffisamment réfuté ci-dessus la première de ces assertions, et si l'exploration attentive ne permet pas toujours de distinguer des tumeurs même volumineuses du pancréas, la raison, comme le fait très-bien remarquer Morgagni, doit en être rapportée au siége profond de ce viscère, et à tout ce qui s'interpose entre lui et la main. Rappelons en outre que les organes voisins, le foie, l'estomac, le mésentère, sont eux-mêmes affectés de diverses manières dans la plupart des cas, et viennent augmenter les difficultés de l'exploration. C'est en raison de ces circonstances que dans 7 cas la tumeur n'a pu être constatée, quoiqu'elle fût volumineuse (obs. 6, 82, 125, 127, 153, 155, 158).

Indépendamment des 3 faits qui indiquent une simple tuméfaction du ventre (obs. 23, 172, 177), indépendamment de celle qui est due à une complication fréquente du cancer du pancréas, à l'ascite, les tumeurs ont été constatées dans 46 observations. Elles siégeaient :

A la région épigastrique dans 36 cas (a).

A l'hypochondre droit dans 4 cas (obs. 115, 124, 131, 157).

A l'hypochondre gauche dans 2 cas (obs. 63, 113).

Dans l'abdomen dans 4 cas (obs. 36, 132, 171, 189).

Mais dans deux de ces derniers cas, ceux de Smith et de

(a) Obs. 2, 8, 12, 15, 18, 28. 32, 58, 65, 67, 70, 76, 89, 106, 108, 111, 121, 146, 170, 174, 180, 181, 182, 183, 185, 198, 200. — 13, 80, 95, 139, 151, 163, 164, 186, 196.

Todd, la tumeur abdominale doit être rapportée à la dilatation de la vésicule biliaire qui avait pris un développement énorme.

Les tumeurs du pancréas cancéreux sont profondes, peu mobiles, dures. Elle était rénitente dans l'observation de Duponchel mais il s'agissait dans ce cas d'un encéphaloïde ramolli et enkysté.

Ces tumeurs peuvent être le siége de pulsations qui leur sont communiquées par l'aorte. L'auscultation permet d'entendre un bruit de souffle (obs. 15), distinct quand le malade est couché, disparaissant en partie quand la position diminue la compression du vaisseau, et borné au voisinage de la lésion (obs. 65). Les pulsations pourraient aussi être produite par l'artère splénique englobée dans la tumeur comme dans le cas de Sandwith.

Elle se forme lentement, quoique dans un cas de Sewal, elle se soit manifestée tout à coup après la disparition d'une engorgement des glandes parotides et sous-maxillaiaires. Il est évident que sa manifestation seule et non sa production, avait été brusque. Du reste, les choses s'étaient passées ainsi, à la suite d'un effort, dans l'observation rapportée par M. A. Petit.

Les tumeurs peuvent être indolores : l'absence de douleur a été notée expressément dans 3 cas (obs. 124, 164, 196) : la douleur a été simplement passée sous silence dans 12 (obs. 13, 80, 95, 139, 151, 163, 186, 63, 113, 171, 157, 200). Dans les autres elles étaient le siége de douleurs qui ne se distinguent en rien de celles qui ont été signalées dans d'autres cas. Nous rapprocherons donc leur description.

Douleurs. — Outre ces 31 faits de tumeurs douloureuses, les douleurs ont été signalées encore dans 71 autres observations.

La douleur avait pour siége l'épigastre, soit qu'elle y res-

tât bornée (*b*), soit qu'elle s'irradiât de là vers l'hypochondre droit (obs. 167, 191), ou gauche (obs. 107), vers les
lombes (obs. 135, 149, 172), ou le dos (obs. 67), vers le
tronc et le dos tout à la fois (obs. 137, 178).

Sans compter 6 cas dans lesquels elle prenait la forme
de coliques (obs. 57, 66, 68, 119, 120, 128), la douleur
siégeait dans la région abdominale dans 8 observations
(*a*), s'irradiait vers l'hypochondre droit (ob. 104), ou gauche (obs. 107), puis vers la région lombaire ou dorsale
(obs. 10 , 146). Elle occupait enfin l'hypochondre droit
(obs. 40, 93, 109, 129, 133, 143), ou gauche (obs. 87, 116,
183), la région lombaire ou dorsale (obs. 15, 37, 84, 153) :
4 fois le siége est indéterminé (obs. 86, 144, 158, 177).

41 observations se bornent à indiquer l'existence de la
douleur sans lui assigner de caractères particuliers. Profonde (obs. 18, 32, 117, 169, 170), quelquefois vague, peu
prononcée, ne constituant pour ainsi dire qu'une simple
gêne (obs. 3, 6, 56, 82, 117, 158, 165, 169), elle tend à se
circonscrire, à s'accroître (obs. 17, 90, 93, 153, 192, 115,
129), devient dans certains cas d'une violence extrême (*b*),
quelque fois brûlante (obs. 137), lancinante (obs. 10, 110,
127, 183), soit qu'elle ne se manifeste qu'à des intervalles
plus ou moins éloignés (obs. 67, 134, 179, 165), ou qu'au
contraire elle soit permanente, continuelle (obs. 22, 70,
75, 120, 122, 123, 156, 28, 32, 175). La pression l'exaspère le plus souvent (*c*), mais non toujours (obs. 178). On
l'a vue enfin se produire ou s'aggraver après les repas et ces-
ser par les vomissements (obs. 134, 144).

(*b*) Obs. 1, 3, 4, 5, 6, 11, 17, 22, 31, 54, 69, 74, 78, 82,
105, 110, 117, 120, 122, 123, 125, 129, 130, 134, 145, 147,
150, 156, 169, 175, 176 179, 188, 192, 193.

(*a*) Obs. 35, 56, 75, 90, 118, 140, 165, 177.

(*b*) Obs. 11, 18, 78, 145, 146, 147. 188, 193, 146, 84, 86,
177, 118, 22, 156, 175, 131, 167. 10, 10, 144, 22, 134, 156.

(*c*) Obs. 5, 8, 65, 76, 106, 121, 181, 132, 131, 167.

Ptyalisme. — Il s'en faut de beaucoup que la salivation se présente aussi souvent que les anciens auteurs l'ont prétendu, en se basant, il faut bien le dire, plutôt sur l'analogie prétendue du pancréas et des glandes salivaires au point de vue de la structure et des fonctions, que sur l'observation des faits. Si M. de Polinière affirme avoir constamment rencontré le ptyalisme dans les affections cancéreuses du pancréas (d), nous ne le trouvons signalé dans les observations que 8 fois seulement (obs. 28, 66, 69, 88, 121, 132, 152, 163).

La quantité de salive, plus ou moins considérable, s'élevait dans le fait de Rahn à 10 livres et plus par jour; dans celui de Mazeau elle était abondante et fétide ; enfin, chez le malade de Gelcen la salivation augmentait quand le malade allait mieux du pancréas. Elle se prolongea pendant plusieurs années dans le cas de Jallat ; enfin elle manquait complètement dans celui de M. Roques.

Anorexie. — Elle a été signalée 18 fois seulement (e), nombre évidemment trop faible si l'on songe à la fréquence des autres troubles digestifs dont elle est le plus souvent le premier terme. Mais bien qu'elle semble devoir être la règle, son absence a été constatée 6 fois (obs. 13, 31, 34, 56, 74, 169). Dans l'un de ces cas l'appétit s'est longtemps conservé, dans 2 il était considérable.

Dyspepsie. — Elle a été constatée 25 fois sans présenter de caractères particuliers (f). Il est remarquable que les difficultés de digestion coexistaient dans 2 cas avec la conservation de l'appétit (obs. 31, 169).

(d) Tavernier, thèse de Haris, 1834.

(e) Obs. 15, 45, 79, 82, 90, 96, 112, 121, 131, 132, 153, 167, 166, 167, 176, 182, 196, 199.

(f) Obs. 1, 3, 9, 18, 31, 42, 52. 58, 60, 69, 70, 75, 89, 96, 97, 98, 99, 100, 106, 137, 151, 153, 157, 169, 177.

Vomissements. — Morgagni raconte que lui et d'autres observateurs ont trouvé assez souvent le pancréas affecté sans vomissements (*g*). Quant à nous, nous trouvons qu'ils ont manqué dans 4 cas (obs. 31, 153, 167, 188).

Ils ont été indiqués dans 87 observations.

40 fois la nature des matières vomies n'est point spécifiée (*h*).

18 fois il s'agit des aliments (*j*); mais ici il semble y avoir une espèce de choix : les aliments froids (obs. 170), le lait (obs. 169), les aliments maigres (obs. 82, 93, 107), étaient supportés, tandis que les autres étaient rejetés. Dans un cas (obs. 185), ils contenaient une matière d'apparence albumineuse, quelquefois concrète. Etait-ce de la graisse non digérée ?

Les matières vomies étaient : des mucosités (*k*), de la bile (obs. 91, 146, 150, 199), un liquide puro-sanguinolent (obs. 132), de la matière fécale (obs. 92), du sang (*l*), un liquide noir (*m*), soit que les vomissements conservent le caractère indiqué, soit que ces différentes variétés se combinent.

Nous avons trouvé les combinaisons suivantes :

Bile et aliments (obs. 199).

Bile et matière noire (obs. 150).

Aliments et matière albumineuse (obs. 185).

Aliments et matière aqueuse (obs. 127, 186), ou sang (obs. 5, 157, 191) ou matière noire (obs. 7, 125).

(*g*) Epist. 30, art. 9.

(*h*) Obs. 2, 3, 4, 6, 11, 14, 28, 29, 32, 38, 45, 65, 70, 72, 73, 76, 84, 111, 115, 117, 120, 128, 130, 136, 137, 138, 143, 147, 149, 158, 164, 166, 172, 176, 177, 178, 180, 181, 183, 198.

(*j*) Obs. 5, 7, 12, 69, 106, 125, 127, 157, 185, 186, 191, 199.

(*k*) Obs. 9, 15, 95, 105, 108, 112, 127, 129, 182, 186, 193.

(*l*) Obs. 5, 8, 105, 78, 116, 133, 135, 157, 191, 192, 193.

(*m*) Obs. 7, 9, 58, 59, 95, 96, 97, 98, 99, 100, 108, 124, 125, 131, 184.

Mucosités, puis sang (obs. 105, 193).

Aliments, matière noire (obs. 7, 125).

Aliments, mucosités, matières noires (obs. 9, 95, 108).

Quant aux autres particularités, ils peuvent être rares (obs. 158), fréquents (obs. 6, 7, 76), continuels (obs. 4, 14, 117, 164), se produire après le repas (obs. 91, 138), exister pendant longtemps ou survenir seulement vers la fin de la maladie.

Existe-t-il un rapport de cause à effet entre l'obstruction plus ou moins complète du pylore et la production des vomissements? Sur nos 87 faits, 28 fois au moins (n) cette coïncidence est indiquée; mais dans 2 cas où les vomissements existaient, l'orifice pylorique était libre (obs. 95, 125). Dans les cas où les vomissements manquaient, l'oblitération du pylore n'est pas signalée. Donc, la persistance des vomissements donnerait lieu de penser, mais non d'une manière absolue, qu'il y a oblitération plus ou moins complète de l'orifice pylorique.

Quelle est la source du sang ou des matières noires vomies? 1 fois il y avait des taches gangréneuses dans l'estomac, 10 fois ulcère de l'estomac (obs. 5, 8, 58, 95, 108, 135, 157, 184, 191, 192) ou de l'intestin (obs. 193), communiquant en outre dans un cas (obs. 124) avec l'artère splénique enfermée dans le cancer du pancréas, ou avec la veine-porte (obs. 200); varices du pylore (obs. 96), ou du pancréas (Latour).

Il semblerait donc résulter de là, et cette remarque s'applique également aux selles de même nature, que la présence de matières sanguinolentes ou noires indiquerait l'ulcération du cancer et sa communication avec un point quelconque du canal intestinal si cette observation se généralisait.

(n) Obs. 3, 8, 6, 15, 28, 32, 45, 65, 72, 73, 89, 91, 93, 96, 98, 99, 100, 105, 106, 115, 117, 130, 132, 150, 151, 157, 76, 82.

Selles. — Les selles sont bilieuses (obs. 29), séreuses (obs. 57), sanguines (obs. 133, 157, 192), noires (obs. 7, 9, 53, 66, 89, 116, 154, 179, 196), purulentes (obs. 56), contenant une substance grasse (obs. 34, 35, 36, 60, 158).

Elles étaient diarrhéiques 25 fois (a), 36 fois il y avait de la constipation (b), 9 fois enfin il y avait constipation et diarrhée, soit alternativement (obs. 17, 93, 158, 199, 200), soit que la diarrhée fût venue se substituer à la constipation dans les derniers temps de la vie (obs. 8, 28, 111, 125).

Nous avons dû rechercher si dans les détails des observations quelques particularités pouvaient rendre compte de ces différences. Dans certains cas, la diarrhée existait en même temps que l'entérite (obs. 17, 19, 42, 113, 154, 179, 184) ; mais pour que l'on pût la rattacher à cette lésion d'une manière générale, il faudrait des faits plus nombreux et surtout plus détaillés.

La *fièvre* a été indiquée dans 23 cas. Elle était rémittente dans l'observation de Jemois et semblait tierce dans 2 faits de Pison. 10 observations n'indiquent point sa nature (obs. 3, 29, 88, 91, 92, 122, 123, 146, 168, 175). Il s'agit de fièvre hectique dans 10 autres (obs. 23, 28, 38, 56, 75, 87, 90, 117, 130, 200).

3 malades étaient sujets à l'*insomnie* (obs. 22, 91, 128), 3 à des *convulsions* (obs. 53, 86, 121), 5 ont présenté des défaillances, des *syncopes* (obs. 89, 116, 127, 133, 149).

Nous avons déjà dit quelles étaient la cause, la fréquence, la valeur séméiologique du *marasme*, des différentes *hydropisies*, de l'*ictère* ; ajoutons que celui-ci peut être peu pro-

(a) Obs. 2, 3, 6, 7, 19, 29, 35, 42, 56, 57, 82, 108, 113, 116, 133, 154, 163, 166, 172, 177, 178, 179, 183, 184, 192.

(b) Obs. 9, 23, 31, 53, 58, 65, 88, 90, 92, 104, 106, 109, 110, 112, 121, 130, 133, 139, 144, 150, 151, 153, 157, 164, 167, 170, 176, 180, 181, 182, 185, 186, 188, 193, 196, 198.

noncé (obs. 8, 28, 36, 93), présenter la teinte jaune ordinaire, ou orange (obs. 189), verdâtre (obs. 158), noirâtre même (obs. 129). Il peut se manifester brusquement (obs. 13) et affecter la forme chronique.

Parmi les affections concomitantes, nous devons signaler comme pouvant égarer le diagnostic : la *dyspnée* (obs. 12, 23, 40, 84, 94, 110, 139), la *toux* (obs. 12, 74, 88, 94, 112, 187). 2 malades étaient diabétiques (obs. 34, 43).

Quant à la position que prend le malade, il pouvait se coucher sur le dos seulement dans un cas de Tacheron (obs. 182). Le decubitus gauche (obs. 37, 172), la station assise (obs. 121), étaient impossibles, tandis que chez celui de Riolan les douleurs se manifestaient quand l'individu était debout et qu'il marchait ; mais assis et penché en avant, ou couché, les cuisses légèrement fléchies, la douleur était nulle ou presque nulle. Les deux malades de Sewal restaient aussi le corps penché en avant.

Étiologie.

Rahn, sur 16 cas, n'avait trouvé que deux hommes, et Frank, d'après ses propres observations, semble aussi disposé à admettre la prédominance du sexe féminin. En comparant les observations dans lesquelles le *sexe* est indiqué, nous trouvons 102 hommes et 59 femmes.

Quant à l'*âge*, mentionné dans 125 observations, nous trouvons les renseignements suivants :

Nouveau-nés,	2
9 ans et 10 ans,	2
de 10 — à 20 —	10
de 20 — à 30 —	14
de 30 — à 40 —	23
de 40 — à 50 —	28

de 50	—	à 60	—	29
de 60	—	à 70	—	12
de 70	—	à 80	—	3
	82	— et 86	—	2

D'où il résulte que si le cancer du pancréas a été rencontré aux deux extrémités de la vie, il se montre plus fréquemment de 30 à 60 ans.

Comme pour toutes les affections cancéreuses, les *causes déterminantes* sont fort obscures, et l'on n'acceptera que comme très-hypothétiques la mauvaise alimentation qui, d'après Frank, rendrait le cancer de l'estomac et du pancréas très-fréquent en Lombardie ; les excès de régime (obs. 132), l'abus des alcooliques signalé par Salmuth et par Frank, qui attribue à cette cause la fréquence du cancer du pancréas en Lithuanie ; l'usage des acides (obs. 71), du tabac, du mercure ; l'intoxication saturnine (obs. 68, 119), l'intoxication paludéenne (a) ; la suppression des règles (obs. 76, 147, 172) ; une cause traumatique (obs. 75, 192) ; la répercussion d'une affection des glandes salivaires (obs. 69, 170) ; le sarcocèle (obs. 47, 98, 99, 100, 163) ; toutes ces assertions, quel que soit le degré de probabilité de chacune d'elles, attendent encore d'être plus amplement démontrées.

Marche.

Le cancer du pancréas peut exister longtemps à l'état latent ; la courte durée de la maladie, dans certains cas, en est la preuve ; il peut donner lieu à des accidents assez in-

(a). « Je n'ai jamais vu autant de squirrhes du pancréas, dit
« Frank, qu'après les épidémies de fièvres intermittentes qui ont
« régné à Milan en 1814 et 1815. »

signifiants, peu nets, peu variés, si le laconisme de certaines observations indique autre chose que l'inattention ou la négligence des observateurs ; mais dans la plupart des cas, les choses semblent se succéder dans l'ordre suivant :

La période de début se caractérise par des douleurs vagues, rémittentes ; par des troubles digestifs : nausées, perte d'appétit, difficultés de digestion, vomissements de mucosités et d'aliments ; diarrhée séreuse ou constipation.

Dans la période de progrès, la douleur tend à augmenter, à se concentrer, à devenir continue. Les autres accidents augmentent d'intensité.

A l'apogée de la maladie la tumeur apparaît, ainsi que l'ictère et les différentes hydropisies ; les vomissements et les selles changent de caractères et deviennent sanguins ou noirs.

A la période de terminaison surviennent la diarrhée colliquative, la fièvre, des sueurs, et enfin la mort.

La mort, terminaison fatale de la maladie, peut arriver lentement, graduellement, par épuisement, par les progrès de l'émaciation, de la diarrhée, des vomissements, etc ;

Elle peut survenir d'une manière rapide, subite même :

Par des hématémèses dues à l'ulcération de l'estomac (obs. 78, 116, 191) ;

Par des hémorrhagies intestinales produites par l'ulcération de l'estomac (obs. 116, 133) ou de l'intestin (obs. 193) ;

Par perforation de l'estomac (obs. 95, 157) ;

Par ulcération du diaphragme (obs. 24, 84, 190) ;

Par perforation d'un vaisseau important : veine-cave (obs. 84), veine-porte (obs. 200), artère splénique (obs. 124), coronaire stomachique (obs. 159) ;

Par étranglement interne (obs. 92) ;

Enfin le malade peut succomber à une affection procédant moins directement de l'état du pancréas : gangrène des extrémités (obs. 155), anévrysme du cœur (obs. 187,

195), fièvre pernicieuse (obs. 168), toux spasmodique (obs.
79), etc.

Durée.

D'après les renseignements tirés de 64 observations, la
durée aurait été de :

Quelques jours (obs. 39, 72, 78, 92, 175).
2 mois,   (obs. 91, 95, 115).
3 mois,   (obs. 22, 57, 156, 179, 198).
4 mois,   (obs. 46, 64, 171, 172).
5 mois,   (obs. 67).
6 mois,   (obs. 34, 35, 54, 96, 147, 200).
8 mois,   (obs. 2, 176).
9 mois,   (obs. 118, 130, 178).
10 mois,   (obs. 180).
11 mois,   (obs. 127).
Plusieurs mois, (obs. 49, 129, 146).
De 1 à 2 ans, (obs. 4, 6, 7, 8, 37, 82, 153).
De 2 à 3 ans, (obs. 1, 120).
3 ans,   (obs. 9, 84, 187).
4 ans,   (obs. 125, 145, 155).
De 8 à 10 ans, (obs. 23, 133, 139, 141).
15 ans,   (obs. 79, 157).
30 ans,   (obs. 191).
Plusieurs années (obs. 5, 88, 90, 134, 140, 169, 174,
192).

Mais nous devons faire observer que ce tableau ne doit
être accepté qu'avec réserve, vu la difficulté de préciser
le début de la maladie.

Obs. i. — Pancréas large de 4 à 5 pouces sur 4 d'épaisseur, en partie dur, en partie ramolli, adhérent à la colonne vertébrale.

Homme de 56 ans. Pendant deux ans troubles de digestion, douleur épigastrique, ictère.

Obs. ii. — Pancréas large de 5 pouces, épais de 3, long de 8, entièrement transformé en matière encéphaloïde, adhérent à l'estomac, au duodénum, à l'arc du colon.

Homme de 16 ans. Vomissements, diarrhée, marasme. Tumeur douloureuse au creux de l'estomac; mort après huit mois.

Obs. iii. — Pancréas gonflé, lisse, dur comme un cartilage à l'exception de quelques endroits mous ressemblant au sarcome médullaire. Il a contracté des adhérences avec le pylore gonflé et très-dur. Le reste est sain.

Homme de 36 ans. Anémie, dyspepsie, gêne épigastrique; vomissements, diarrhée, fièvre.

Obs. iv. — Pancréas squirrheux, dimensions normales; rien autre chose.

Femme de 40 ans, souffrant depuis un an de vomissements continuels et de douleurs épigastriques. Polysarcie.

Obs. v. — Le pancréas squirrheux adhère fortement à l'estomac; à cette place, celui-ci a ses parois épaisses, dures, dans une étendue de 3 pouces; sa muqueuse présente plusieurs points ulcérés.

Femme de 45 ans. Depuis plusieurs années gastralgies d'abord rémittentes puis continues, douleur épigastrique gauche s'exaspérant par la pression, vomissements, hématémèse. (Abercrombie. *Edimb. méd. journ.*, 1824.)

Obs. vi. — La tête du pancréas squirrheuse, volumineuse entoure et rétrécit le duodénum près du pylore; le reste sain. Le pancréas a contracté des adhérences inflammatoires avec l'estomac; foie très-gros, vésicule très-dilatée; canal cholédoque oblitéré.

Homme de 62 ans. Depuis un an vomissements fréquents, maigreur extrême; ictère; infiltration des extrémités
inférieures; diarrhée, douleur épigastrique peu prononcée;
pas de tumeur appréciable.

Obs. vii. — Le bord supérieur du pancréas, squirrheux
dans une certaine épaisseur, a contracté des adhérences
dans presque toute sa longueur avec l'estomac dont les parois en ce point sont détruites; la tête est notablement
atrophiée. La rate est volumineuse ainsi que le foie. Le
pylore n'est pas sensiblement rétréci; le reste sain.

Femme de 56 ans. Pendant dix-huit mois vomissemnts
fréquents d'abord d'aliments, puis de matières noires;
diarrhée; matières noires dans les selles.

Obs. viii. — La tête du pancréas squirrheuse, volumineuse, fait corps avec les parois du duodenum aussi squirrheuses et présentant une ulcération circulaire, à bords
taillés à pic, de 2 centimètres de diamètre et profonde de
1 centimètre environ. Le reste du pancréas est sensiblement atrophié, blanchâtre. Foie volumineux, verdâtre;
vésicule distendue. La rate présente un noyau cancéreux
de la grosseur d'une noisette dans son parenchyme. La muqueuse de l'estomac est enflammée; rien autre.

Homme de 68 ans. Pendant un an environ vomissemen's
sanguinolents, ictère peu prononcé. Constipation opiniâtre, puis dans les trois derniers mois diarrhée, marasme
croissant rapidement; tumeur épigastrique douloureuse à
la pression. (Ancelet. Obs. part.)

Obs. ix. — La tête du pancréas forme une tumeur volumineuse, squirrheuse, dont l'intérieur présente encore
quelques granulations éparses de la glande; à gauche, elle
se continue avec une petite portion du pancréas restée
saine. D'autres tumeurs squirrheuses entourent l'extrémité
pylorique de l'estomac et le commencement du duodenum;
les parois de l'estomac au voisinage du duodenum sont
squirrheuses. Tumeur squirrheuse dans le grand épiploon;

au-dessous du colon transverse. Le foie volumineux s'étend jusque dans l'hypochondre gauche, dépasse les fausses côtes et recouvre l'estomac; il contient des tumeurs solides ou ramollies; vésicule du fiel distendue par de la bile épaisse.

Femme de 43 ans. Eructations acides, dyspepsie; vomissements de trois sortes : aliments, mucosités, matières noires. Selles rares, dures, brunâtres; maigreur extrême, ictère. Durée trois ans. (ANDRAL. *Clin. méd.*, t. II.)

OBS. X. — Le pancréas seul malade, cancéreux, comprime l'aorte abdominale et les plexus nerveux.

Femme de 54 ans. Dans la région dorsale douleurs intolérables, lancinantes, s'irradiant dans la partie latérale gauche du thorax, parcourant toute la région abdominale et venant s'éteindre dans la région de la rate. (ANDRAL. *Lan. française*, t. IV.)

OBS. XI. — Pancréas dur comme un cartilage; foie très-gros.

Homme. Vomissements, douleurs vives à l'épigastre. (ANDRY. *Enc. méth.*, partie méd., t. II.)

OBS. XII. — Pancréas squirrheux, augmenté de volume; mésentère et appendices des intestins squirrheux; rate dure; épanchement dans l'abdomen, les plèvres et le péricarde.

Femme de 50 ans. Vomissements incoercibles de tous les aliments; douleur et tumeur près de la pointe du cœur. Dyspnée, toux, palpitations, ascite, œdème des jambes. (BAADER. *Obs. méd.*, 1762.)

OBS. XIII. — La tête du pancréas squirrheuse comprime le canal cholédoque; canaux et vésicule biliaires très-dilatés; le foie présente quelques petits noyaux d'encéphaloïde cru.

Femme de 82 ans. Ictère survenant brusquement. Ventre volumineux tumeur épigastrique; marasme. L'appétit est conservé assez longtemps. (BARTH. *Gaz. des Hôp.*, 1848.)

Obs. xiv. — Pancréas et rate squirrheux ; foie gros comme sphacelé ; vésicule pleine de bile argileuse.

Ictère, vomissements continuels, faiblesse extrême. (Bartholin. *Institut. anat.*, 1645.)

Obs. xv. — Pancréas dur, hypertrophié, squirrheux, surtout à gauche. A son milieu près de son bord inférieur, kyste mince, transparent en travers de l'aorte. Un squirrhe fait saillie dans son intérieur. Le reste de l'organe forme une masse moins résistante qui paraît former de bandes fibreuses entrelacées. Cette masse enveloppe et rétrécit le duodénum, les vaisseaux mésentériques et les nerfs et adhère à la colonne vertébrale ; l'estomac lui adhère à gauche. Le canal pancréatique est libre seulement dans la longueur de 1 pouce à partir du duodénum. L'aorte offre quelques points athéromateux et osseux. Foie petit, gris, dense ; rein gauche petit.

Femme de 55 à 60 ans. Douleur dorsale s'étendant aux épaules et aux bras. Un an après, tumeur épigastrique profonde du volume d'une orange offrant des pulsations isochrones à celles du cœur et un bruit de souffle ; au bout de deux mois la tumeur se réduit à une simple induration transversale, douloureuse. Eructations suivies du rejet d'un liquide filant, transparent. Anorexie, ascite, anasarque, amaigrissement extrême. (Battersby. *The Dublin journal*, 1844.)

Obs. xvi. — Pancréas atrophié dégénéré, en substance dure, stéatomateuse avec dépôts calcaires. Longueur 4 pouces, largeur 8 lignes. Le canal pancréatique formé sur toute la longueur du pancréas un kyste à parois inséparables de la glande ; l'insertion du canal au duodénum ne peut être découverte à cause de la dégénérescence ; vésicule et conduits biliaires distendus.

Le malade était mort ictérique.

Obs. xvii. — La tête du pancréas, indurée, forme une grosse tumeur garnie de tubercules blanchâtres qui comprime le canal cholédoque. Le reste de l'organe est graisseux.

Le foie présente des tubercules analogues, la vésicule du
fiel forme une vaste poche plus grosse que le poing remplie
de bile noirâtre ; jéjunum un peu injecté.

Homme de 45 ans. Symptômes gastriques, ictère, alternativement diarrhée et constipation, oppression à l'épigastre, cardialgie; douleur circonscrite entre l'ombilic et le
creux de l'estomac; spasmes dans l'abdomen; amaigrissement; symptômes scorbutiques.

Obs. xviii. — Pancréas pensant 7 onces 1/2, sain à sa
tête, corps squirrheux, queue graisseuse, foie converti en
masse encéphaloïde, estomac sain, intestins grêles rétrécis,
entre le péritoine et l'épiploon, tumeur celluleuse adhérente au lobe gauche du foie.

Homme. Dyspepsie, douleur épigastrique violente, tumeur entre l'ombilic et l'appendice xyphoïde.

Obs. xix. — Pancréas dur, squirrheux dans son milieu,
pesant 4 onces. Foie engorgé. Rate petite ; sa tunique est
couverte de granulations purulentes. Estomac et iléon injectés.

Symptômes de gastro-entérite. (Bécourt, *Thèses de
Strasbourg*, 1830).

Obs. xx. — Le pancréas adhère intimement à la grande
courbure de l'estomac et offre une tumeur qui s'étend jusqu'à l'œsophage, grosse comme un œuf de pigeon. A l'estomac large ulcération végétante ; intestins phlogosés. (Ber-
theau, *Anc. journal*, t. 71).

Obs. xxi. — Un tubercule sarcomateux a envahi le pancréas et la plupart des autres organes abdominaux. (Bighsby,
Edimb. med. and surg. journ., 1835).

Obs. xxii. — Squirrhe de tout le pancréas, d'une portion du mésentére, du commencement du jejunum. Pyloré
presque complètement oblitéré.

Homme. Pendant trois mois douleurs acerbes et continues dans la région de l'estomac. Insomnie, émaciation.

Obs: — xxiii. — Squirrhe du pancréas hypertrophié adhérent en avant au péritoine aussi squirrheux. Mésentère squirrheux et ulcéré. Foie induré.

Femme. Pendant huit ans ventre gonflé sans autres symptômes. Pendant les deux derniers mois de la vie fièvre, constipation, respiration difficile, poids dans l'abdomen.

Obs. xxiv. — Le pancréas hypertrophié, squirrheux, s'est fait jour dans la poitrine par le diaphragme ulcéré. (Blancard, *Collect. méd. phys.* 1680).

Obs. xxv. — Pancréas induré, squirrheux par places, sain près de son extrémité duodénale.

Enfant de 9 ans. Emaciation.

Obs. xxvi. — Pancréas grand, squirrheux. Intestins adhérents et ulcérés par places.

Enfant de 14 ans. Maladie de langueur.

Obs. xxvii. — Le pancréas squirrheux adhère par sa face antérieure à l'estomac et celui-ci à l'épigastre par l'intermédiaire d'un corps blanc et dur. L'estomac contient beaucoup de matières noires. Intestins enflammés. L'épiploon putride adhère au pubis et à l'iléon.

Femme. (Blaes, *Observ. med. rariores,* 1677).

Obs. xxviii. — Le pancréas présente des altérations dans son volume, sa densité et sa structure ; il est squirrheux ainsi que le point correspondant du duodenum qui est très serré et distendu au-dessus. L'estomac sain d'ailleurs, est transparent en quelques points de sa surface et remplit presque tout l'abdomen. Il contient 10 à 12 litres d'un liquide brun-vert. L'ovaire droit est malade.

Femme. Vomissements durant 1 à 2 jours à différents intervalles, teint ictérique, douleur profonde, continuelle à la région épigastrique, tumeur, constipation, puis diarrhée, sueurs abondantes, ptyalisme, fièvre hectique, marasme, œdème. Vomissements par régurgitation, d'abord mêlés de flocons verdâtres, ensuite pituiteux, inodorés, incolores. (BOBE-MOREAU, *Société médicale d'émulation* 1823).

OBS. XXIX. — Pancréas squirrheux, intestins livides, gangrenés.

Homme. Fièvre aiguë, flux de bile, vomissements, torpeur. (BONET, *sepulchretum*).

OBS. XXX. — Le pancréas presque totalement cancéreux, ainsi que les ganglions voisins, comprimé et rétréci le pylore. Cancer de la matrice, du rectum, de la vessie. Injection de l'estomac et des intestins. Les ganglions mésentériques engorgés forment une masse considérable, qui adhère à la colonne vertébrale et comprime l'aorte et la veine cave. A partir de ce point, cette veine et toutes celles des membres inférieurs sont rendues imperméables par de gros caillots fibreux, presque carnifiés. Eléphantiasis des Arabes. (BOUILLAUD, *Propag. des sciences méd.*, 1825).

OBS. XXXI. — Pancréas et tissu cellulaire adjacent squirrheux ; la partie la plus postérieure de la glande est seule intacte. Il adhère à l'estomac. Squirrhe ulcéré du pylore et de tout le tiers droit de l'estomac. Le foie, qui adhère aussi, est sain, mais atrophié. Squirrhe vers la fin du jéjunum. Glandes mésentériques rouges et gonflées.

Homme de 29 ans. Ictère ; appétit conservé, digestions lentes et difficiles. Coliques, douleur épigastrique, constipation, ni nausées, ni vomissements. Amaigrissement. (BOURDON, *Revue médicale*, 1824, t. 2).

OBS. XXXII. — Vaste tumeur adhérant en arrière aux vertèbres dorsales, en haut aux piliers du diaphragme, en bas à l'épiploon gastro-colique, latéralement au foie et à la rate. Cette tumeur, pesant 5 livres, comprend l'estomac dont il ne reste que le huitième supérieur, le pancréas dont il ne reste aucune trace et la moitié du duodenum. Elle a la forme et le volume d'un gros melon et présente une cavité qui est l'estomac, à parois épaisses, d'un tissu fibro-lardacé, partout homogène. Foie sain, atrophié, vésicule distendue par de la bile blanche. Rate saine, hypertrophiée. Intestin grêle rétréci.

Homme de 43 ans. Symptômes de cancer de l'estomac. Emaciation extrême ; teint des cancéreux. (BOURGEOIS, *Recueil périodique*, t. 33).

OBS. XXXIII. — Cancer du pancréas comprimant les canaux biliaires. Hypertrophie, tubercules et cancer du foie. Distension de la vésicule.

Femme. Ictère. (BRIÈRRE DE BOISMONT, *Archiv. gén. de méd.*, t. 16).

OBS. XXXIV. — La tête du pancréas, réunie aux glandes voisines, forme une masse globuleuse, dure, autour de laquelle tourne le duodénum et à laquelle cet intestin et le pylore sont solidement attachés. En deux endroits de ces adhérences, ulcérations à bords durs, intéressant toute l'épaisseur de l'intestin. Foie olivâtre, contenant quelques masses. Vésicule très-distendue par une bile noire ; son fond fait saillie en avant ; conduits biliaires très-dilatés ; le cholédoque, qui peut recevoir le petit doigt, à surface interne réticulée, se termine dans le pancréas. Epanchement dans l'abdomen.

Homme de 49 ans. Diabète. Jaunisse, soif et appétit considérables. Dans les excréments grande quantité de matière grasse jaunâtre, semblable à du beurre. Elle se suspend pendant huit jours, puis reparaît faiblesse. Emaciation extrême. Mort après six mois.

OBS. XXXV. — Tumeur dure, résistante de la grosseur d'un œuf de poule, jaunâtre, formée par la tête du pancréas, adhérent intimement au duodénum dont la surface ulcérée en ce point communique avec la tumeur, elle-même ramollie et ulcérée. Au milieu de l'ulcération se trouve l'orifice du canal cholédoque encore perméable. La vésicule, flasque et distendue, indique que l'oblitération a cessé par l'ulcération. Conduits biliaires distendus. Foie contenant quelques tubercules. L'estomac, rougeâtre, contient 1/2 pinte de matière brune, grumeleuse.

Femme de 50 ans. Ictère, diarrhée, douleurs abdominales. Six semaines après, on trouve dans les selles de petites masses graisseuses, arrondies. Mort après six mois.

Obs. xxxvi. — Deux tubercules fongoïdes, durs, occupent les 2/3 du pancréas, l'un la tête, l'autre une partie du corps; l'intestin est distendu dans toute sa longueur. Du pylore au rectum, excroissances fongueuses et ulcérations. En deux endroits ces ulcérations communiquent avec les masses fongueuses du pancréas et de la valvule iléo-cœcale. Glandes mésentériques et capsule surrénale gauche enveloppées dans la dégénérescence. Foie volumineux, distendu; vésicule et canaux biliaires distendus, rétrécis à leur insertion duodénale.

Femme de 24 ans. OEdème des extrémités, léger ictère, tumeur dure, peu distincte, douloureuse dans l'abdomen, selles copieuses, décolorées, fétides, recouvertes de pellicules de graisse.

Obs. xxxvii. — Le pancréas squirrheux, tuméfié, enveloppe l'extrémité du canal cholédoque et l'oblitère. Vésicule très-distendue, contenant 8 onces de liquide noir; duodénum très-épaissi et un peu contracté. Autres organes sains.

Femme de 76 ans. Douleurs dans le dos, et les côtes, vertiges, palpitations, éructations, pesanteur vers l'estomac. La malade ne peut se coucher sur le côté gauche. Ictère, œdème, épanchement abdominal, émaciation. Mort après treize mois. (Brigth. London, *Méd. chir, trans.*, t. 18 et *Arch. gén. de méd.*, 1834 et 1847).

Obs. xxxviii. — Pancréas dur, squirrheux, noirâtre à l'intérieur. Rate réduite en bouillie noirâtre. Foie volumineux, péritoine rouge, granuleux, épanchement dans l'abdomen; adhérences dans la poitrine.

Homme de 22 ans. Tension de l'abdomen, vomissements, fièvre hectique, maigreur extrême. (Broussais. Phlegmasies chroniques, obs. 45).

Obs. xxxix. — Le pancréas globuleux, hypertrophié, infiltré de sang, très-induré, a perdu sa structure. Tous les autres organes sains. Dans le péritoine et le mésentère grande quantité de graisse. Homme mort en deux jours. (Casper, cité par Longet, *Physiologie*, t. 1).

Obs. xxxx. — Le pancréas, induré, très-volumineux, a repoussé le rein gauche en bas. Foie grand, rempli d'abcès et de matières indurées, douleur à l'hypochondre ; dyspnée. (Cattier. obs.).

Obs. xxxxi. — Le pancréas et le foie contiennent plusieurs tumeurs squirrheuses ; l'extrémité pylorique de l'estomac et une partie de sa paroi antérieure sont transformées en une substance larDacée de 5 à 6 lignes d'épaisseur.

Femme morte dans le dernier degré de cachexie cancéreuse. (Cayol. *Compte-rendu de la clinique*, par Bayle, *Rev. méd.*, 1824, t. 4).

Obs. xxxxii. — Pancréas totalement squirrheux. Foie sain, vésicule très-distendue, intestin grêle phlogosé, jéjunum ulcéré. Estomac phlogosé.

Homme de 30 ans. Symptômes d'embarras gastrique, puis de gastro-entérite. (Cazenave de Cadillac, *Journ. de méd. de la Gironde*. 1825).

Obs. xxxxiii. — Pancréas plein de calculs analogues aux calculs salivaires, fortement enchassé dans sa substance ; son extrémité droite est squirrheuse. Foie œdémateux, sans tumeurs squirrheuses ; reins pâles et mous.

Homme de 34 ans. Diabète, maigreur et faiblesse extrême. (Cawley, anc. *Journ.*, t. 79, *extr. de London journal*, 1788).

Obs. xxxxiv. — Pancréas dur, squirrheux ; péritoine épaissi, couvert de taches blanches. Epiploon racorni, dur, épais. Circonvolutions intestinales réunies par une matière lymphatique. Vésicule du fiel dilatée. Epanchement dans l'abdomen.

Femme de 60 ans. (Chambon, *Obs. méd.*, 1786).

Obs. xxxxv. — Vaste tumeur carcinomateuse, pesant 6 kilog., envahissant tout le pancréas, le duodenum, la portion pylorique de l'estomac, les canaux biliaires et le col de la vésicule. La masse comprime la veine-porte. Glandes mésentériques gonflées et dégénérées. Foie sain, hypertrophé. Parois de la vessie squirrheuses. Epanchement dans l'abdomen.

Homme de 30 ans. Ictère, anorexie, vomissements, amaigrissement extrême. (Charcellay, cité par Fauconneau Dufresne, *Maladie du foie et du pancréas*).

Obs. xxxxvi. — Noyau encéphaloïde isolé, de la grosseur d'un œuf de pigeon, à la réunion de la tête et du corps du pancréas. Estomac petit, revenu sur lui-même. Les plis de la muqueuse sont hypertrophiés. Ses faces et sa grande courbure présentent 6 à 7 plaques squirrheuses. Foie de volume normal contenant dans son intérieur des masses arrondies. Conduits et vésicules biliaires sains. Tubercules dans les reins. Tumeur de la parotide. Cancers de la peau et des os. Epanchement dans la plèvre, tumeur dans les poumons.

Homme de 16 ans. Tumeur de la parotide. Hémiplégie faciale, puis difficulté des mouvements de la langue. Amaurose incomplète à gauche, complète à droite; surdité; déglutition difficile. Eruption sur la peau des tubercules cancéreux. Mort après quatre mois avec des symptômes d'asphyxie. (Chassaignac, *Gazette des Hôpitaux*, 1863).

Obs. xxxxvii. — Sarcocèle et squirrhe du pancréas. (Cheston, *Pathol. inquiries*, cité par Mondière).

Obs. xxxxviii. — Pancréas squirrheux; intestins ulcérés chez un enfant né à terme. (Cruveilhier, Société anatomique, Bulletin 20).

Obs. xxxxix. — Le face antérieure du pancréas est soulevée par une tumeur contenant 4 à 5 onces d'un liquide transparent. Le kyste est formé par le conduit pancréatique dilaté. Sa surface interne présente des rides transversales et de petites ouvertures. Son orifice duodénal et le canal cholédoque sont comprimés par un squirrhe de la tête du pancréas. Le reste du canal cholédoque et la vésicule sont distendus par la bile. Foie vert foncé, mais sain.

Homme. Ictère pendant plusieurs mois. (CRUVEILHIER (*Essai d'anat. path.*, 1816, t. 1.).

OBS. L. — Cas semblable au précédent. Glande pancréatique considérablement atrophiée. Le liquide, analysé par Barruel était muqueux et non séreux. (CRUVEILHIER, *Anat. path. générale*, 1852, t. 2).

OBS. LI.—Pancréas gros, globuleux; son tissu est lardacé, sans granulation. Il adhère à la capsule surrénale et au rein droit au-devant desquels il est situé.

Enfant nouveau-né, mort après quelques minutes de respiration. (CRUVEILHIER, *Anat. path.*, avec planches, liv. 15.)

OBS. LII. — Pancréas contenant des dépôts mélaniques. (Ibid., livraison 19.)

OBS. LIII. — Squirrhe de la moitié gauche du pancréas, rate ramollic.

Femme de 62 ans. Dyspepsie, constipation, selles noirâtres, convulsions. (DAHL, *Gaz. de Saltzbourg*, cité par Mondiere).

OBS. LIV. — Pancréas induré et converti en squirrhes noueux, plus volumineux qu'à l'état normal et fortement adhérent au péritoine et à l'estomac. Incisé, il présente une surface homogène dure, blanche, et laisse échapper quelques gouttes d'un liquide purulent. Embonpoint ordinaire. Les muscles des parois abdominales sont recouverts d'une couche épaisse de graisse.

Homme de 56 ans. Pendant six mois douleurs particulièrement fixées vers la région épigastrique. (DAWIDOFF. *de morb. pancr.*, obs. quœdam 1833, cité par Longet.)

OBS. LV. — Le pancréas dur, volumineux adhère à l'estomac et offre trois tubercules. L'estomac présente à son grand cul de sac, des varices volumineuses et nombreuses. Tumeur sus-ombilicale résultant de l'adhérence d'une partie du bord tranchant du foie avec la partie antérieure de l'estomac. Cette tumeur contient du pus. (DESGENETTES, *Journ. de Méd.*, t. 22.)

OBS. LVI. — Pancréas squirrheux, rempli de cavernes renfermant un liquide sero-sanguinolent. Intestins et estomac sans altérations organiques.

Homme. Diarrhée séreuse incoercible, douleur vague dans le ventre. L'appétit est conservé. Les aliments sont rendus par les selles mal digérés peu après le repas. Acidité de la bouche. A la fin les selles se mélangent de sang et de pus; fièvre hectique, marasme extrême. (DESTREZ, observation communiquée.)

OBS. LVII. — Pancréas gonflé, de couleur cendrée. Rate grosse, dure et noire. Glandes du mésentère très-augmentées de volume.

Homme. Flux cœliaque, colique pendant trois mois. Emaciation. (DIEMERBROEK, observ. 1664.)

OBS. LVIII. — Tous les organes sains. A la place du pancréas, kyste à parois épaisses du volume de la tête d'un nouveau-né renfermant une substance brunâtre analogue à du sang coagulé, mêlée à des débris de substance cérébriforme. Le kyste communique avec le duodénum par une ouverture large comme une pièce de dix sols.

Homme. Digestion pénible; tumeur ovoïde, rénitente au-au-dessus et un peu à gauche de l'ombilic, paraissant très-adhérente. Vomissements. Régurgitation d'un liquide brun, fétide; constipation, douleur épigastrique. (DUPONCHEL, *Soc. méd. d'émul.*, 1824.

OBS. LIX. — Pancréas tout entier squirrheux. Le conduit est bouché à son insertion duodénale par une pierre assez considérable, un peu friable. (ELLER, *Coll. acad.*, partie étrangère, t. 9.)

OBS. XL. — Immédiatement au-dessous du pylore tumeur dure, formée par une partie du duodenum, la tête du pancréas, quelques glandes absorbantes et du tissu cellulaire condensé. Le canal pancréatique oblitéré à son ouverture, plus large dans le reste de l'axe étendu, contient un liquide jaunâtre. Vaisseaux et vesicule biliaire distendus, oblitérés à leur ouverture. Foie plus grand sans altération de tissu. Rien dans les autres organes.

Homme de 48 ans. Pendant longtemps dyspepsie, ictère, déjections graisseuses. (ELLIOTSON, *Med. chir. trans.*, t. 18, 1833.)

OBS. LXI. — De la partie inférieure du pancréas naît une tumeur squirrheuse, ulcérée, de la grosseur des deux poings, qui entoure le duodenum. Près du rein droit, sous le psoas grand athérome. 3 à 4 vertèbres lombaires sont cariées. Entre le col de la vessie et le rectum, tubercule squirrheux. Dans le foie squirrheux existent beaucoup de petites ulcérations. Rate et épiploon corrompus. (FABRICE DE HILDEN, *obs. et epist.*, 1641.)

OBS. LXII. — Pancréas gros et dur ; son canal est rempli de lymphe.

Homme mort d'un rétrécissement de l'aorte.

OBS. LXIII. — Pancréas petit et très-dur. Rate petite et dure, foie gros et dur. Pas de sérosité dans l'abdomen.

Homme de 50 ans. Tumeur dure à l'hypochondre gauche, consomption. (FANTONI, *Opusc. méd.*, 1738.)

OBS. LXIV. — La tête du pancréas gonflée, adhérente au duodennm, forme un détritus jaunâtre où l'on remarque à peine le pus et embrasse le canal cholédoque. Queue engorgée, ramollie, à granulations plus grosses, plus dures et plus rouges. Foie gros, vert, mou. Conduits biliaires et vésicule dilates, rate ramollie, sérosité dans le péritoine.

Homme de 79 ans. Ictère, amaigrissement, durée quatre mois. (FAUCONNEAU-DUFRESNE, *Maladie du foie et du pancréas*, 1856.)

OBS. LXV. — La tête du pancréas volumineuse, squirrheuse, entoure le duodenum et le rétrécit immédiatement au-dessous du pylore.

Femme de 52 ans. Amaigrissement, soif, vomissements, constipation, douleur épigastrique s'augmentant par la pression. A l'épigastre, tumeur dure, pulsative comme un anévrysme, accompagnée de bruit de souffle distinct tant que la malade est couchée, disparaissant en partie quand elle est levée. Dans toute la longueur de l'épine dorsale, on ne constate aucune trace de bruit de souffle. (FLETCHER, *Prov. journ.*, 1844.)

OBS. LXVI. — Tumeur cartilagineuse considérable, formée aux dépens du pancréas.

Femme. Grande maigreur depuis longtemps, coliques, salivation abondante ; puis évacuations alvines noirâtres. Un vomitif aggrave l'état de la malade. (FORCE, *Journ. de Corvisart*, t. 33.)

OBS. LXVII. — Vaste tumeur qu'on ne peut embrasser des deux mains et formée par la tête du pancréas, ayant envahi le pylore, le duodenum, le mesocolon, le colon, la vésicule du fiel et le foie auquel elle adhère. Toute cette masse irrégulière, carcinomateuse, ulcérée contient du pus et 9 pierres triangulaires ; foie très-gros, adhérant aux côtes et à la masse par sa face concave. Le rein droit commence à suppurer. La veine-porte est devenue cartilagineuse. Glandes mésentériques squirrheuses, très-grosses, surtout près des lombes.

Femme de 36 ans. Coliques revenant par intervalles entre la région épigastrique et l'ombilic. Deux jours après douleurs dans le dos et le mésentère. Ictère, fièvre lente, gonflement profond et douloureux dans la région du mésentère, marasme, mort après cinq mois. (FOURNIER, *Ancien Journal*, t. 45.)

OBS. LXVIII. — Cancer du pancréas chez un homme atteint de coliques saturnines. (Joseph FRANK, *Path. interne*, t. 6.)

Obs. lxix. — Pancréas engorgé.

Homme de 54 ans. Pesanteur au-dessous de l'estomac, douleur, dyspepsie, vomissements de matières à peine altérées après l'ingestion des aliments solides. Ils sont précédés de gorgées abondantes de salive, surtout quand le malade va mieux du pancréas. Émaciation.

Obs. lxx. — Pancréas engorgé.

Femme de 50 ans. Tumeur et douleur constante à l'épigastre, dyspepsie, vomissements. (Gelcen, *Journ. complém.*, t. 2.)

Obs. lxxi. — Cancer du pancréas chez une femme abusant des citrons au point d'en manger six à sept fois par jour (Goeritz, *Éphém. cur. nat.*, cent. 8.)

Obs. lxxii. — La tête du pancréas, le colon ascendant et transverse, forment une masse cancéreuse à laquelle adhèrent le pylore et le duodénum très-contractés, à parois épaissies. Canaux hépatique et cystique obstrués et dilatés au-dessus de l'obstruction. Vomissements, seulement dans les quinze derniers jours. (Green, cité par par Bettersby.)

Obs. lxxiii. — Vaste tumeur formée par le pancréas, dont il ne reste aucune trace, étendue verticalement de la partie inférieure du thorax à la bifurcation de l'aorte, transversalement d'un rein à l'autre. Elle comprime la partie inférieure de l'œsophage et l'estomac très-rétréci, carcinomateux. L'aorte est aplatie mais saine. Le rein gauche et l'urétère sont atteints. Le duodénum rétréci et sain passe au-devant de la tumeur, marasme.

Homme de 49 ans, symptômes de cancer de l'estomac. (Guérin, *Th. de Paris*, 1821, n° 126.)

Obs. lxxiv. — Le pancréas tout entier est dégénéré en un grand nombre de squirrhes grands ou petits, unis par une substance membraneuse intermédiaire. Sous la peau de tout le corps, couche graisseuse de l'épaisseur du doigt.

Homme de 53 ans, appétit excessif pendant plusieurs

années, douleurs épigastriques ; mort dans un accès de toux spasmodique. (DE HAEN, *Opuscula pathologica*, 1744.)

OBS. LXXV. — Pancréas squirrheux plusieurs, fois augmenté de volume. L'estomac présente un encéphaloïde ramolli. Epiploon très-épais, adhérent au foie et à l'estomac, reins sains, vessie distendue, émaciation.

Jeune homme. Coup sur l'abdomen, douleur permanente, dyspepsie, fièvre lente. (HALLER, *Opusc. path.*, 1755.)

OBS. LXXVI. — Pancréas partout gonflé, squirrheux, rempli de vomiques du pus blanc ainsi que le pylore très-tuméfié. La face interne de l'estomac présente des glandes indurées, blanchâtres, de diverses grosseurs, rondes ou aplaties ; mésentère squirrheux, épiploon aminci, dépourvu de graisse, rate saine ; foie sain, mais pâle ; épanchement dans l'abdomen.

Femme de 50 ans. Après la suppression des règles, douleurs précordiales, vomissements fréquents. Dans la région de l'estomac corps mobile, à droite autre tumeur très-douloureuse à la pression. (HARDER, *Éph. cur. nat. Dec. 2 an 6.*)

OBS. LXXVII. — Pancréas tout entier squirrheux, tuberculeux, triangulaire, foie pâle, adhérent au diaphragme. Rate saine et petite ; rein un peu dur. Epiploon squirrheux, graisse dans le mésentère, épanchement dans l'abdomen.

Homme de 52 ans. Ascite. (HARTHMANN, *Éph. cur. nat. Dec. 2 an 5.*)

OBS. LXXVIII. — Pancréas squirrheux dans son entier, parsemé de plusieurs points ulcérés qui ont rongé les tuniques de l'estomac. L'estomac et les intestins sont pleins de sang grumeleux.

Femme de plus de 40 ans. Pendant dix jours douleurs atroces d'estomac. Quelques heures avant la mort elle rend le sang par la bouche et le nez.

Obs. LXXIX. — Pancréas et mésentère squirrheux ; foie sec, friable, épiploon squirrheux, os très-fragiles. Le commencement de l'aorte présente des ossifications.

Femme de 70 ans. Depuis quinze ans anxiété, perte d'appétit, affaiblissement progressif. (HASENHOERL, *Hist. méd. morb. épid.* 1756.)

Obs. LXXX. — Pancréas squirrheux, de la grosseur de la tête d'un nouveau-né, contenant une matière blanche, de la consistance du miel. Il adhère par du tissu cellulaire au foie et à l'estomac qu'il comprime. Le foie, pesant 9 livres, occupe l'hypochondre droit jusqu'à la région iliaque, toute la région épigastrique, une partie de l'hypochondre gauche et repousse dans la poitrine la partie droite du diaphragme. Il est rempli de steatomes.

Femme de 40 ans. Scrofuleuse, perte de forces, émaciation, tumeur épigastrique. (HELMERSHAUSEN, *Nova acta cur. nat.*, t. 6.)

Obs. LXXXI. — Le pancréas et tous les organes de l'abdomen présentent des dépôts mélaniques. (HENRI, *In Halleri disp. méd.*, t. 3.)

Obs. LXXXII. — Toute l'épaisseur de la partie moyenne du pancréas est cancéreuse, le reste, atrophié, mais d'aspect et de consistance ordinaire. Il adhère à l'estomac ; squirrhe occupant toute la circonférence du pylore rétréci s'irradiant vers la grande courbure. Le foie adhère aussi à l'estomac et est cancéreux à une profondeur de 3 centimètres.

Homme de 50 ans. Douleur épigastrique modérée, perte d'appétit. Il vomit les aliments gras peu après leur ingestion et digère assez bien les aliments maigres. Pas de tumeur, pas de diarrhée, perte de forces. M. Landouzy diagnostique un cancer du pancréas. 15 jours avant la mort il vomit tous les aliments ; diarrhée continuelle, amaigrissement très-rapide, mort après un an. (HENROT, obs. communiquée.)

Obs. LXXXIII. — Pancréas sec et dur, pylore dur, ulcéré, obstrué par des tubercules noirs, fétides et laissant à peine passer un stylet. Foie sain, adhérent à l'estomac. Vésicule du fiel gonflée. Rate noire, ses vaisseaux variquéux. Poumons farcis de liqueur blanche. (HERMANN, *Eph. cur. nat.*, 1681.)

Obs. LXXXIV. — Sang concret dans la plèvre gauche. Le diaphragme déchiré laisse passer dans la poitrine une masse noire, corrompue. Cette masse est le pancréas dont le cancer a détruit le diaphragme, attaqué la colonne vertébrale, rongé la veine-cave. Mort par hémorrhagie de cette dernière, les deux reins sont noirs, putrides, sans calculs.

Homme de 42 ans. Douleurs atroces des reins, du dos, revenant souvent, vomissements. Après trois ans dyspnée, mopthisie. (HERTOD, *Éph. cur. nat.*, 1670.)

Obs. LXXXV. — Le pancréas squirrheux, augmenté de volume, presse sur les vaisseaux, particulièrement sur la veine-cave et sur la veine-porte. OEdème des jambes, ascite. (HESSE, *De morbis pancreatis*, 1838.)

Obs. LXXXVI. — Pancréas ulcéré, rien autre.
Femme hystérique et épileptique, douleurs atroces. (HIGH-MORE, *De passione hystericâ*, 1660.)

Obs. LXXXVII. — Pancréas squirrheux. A la place de la rate, kyste énorme, purulent, communiquant avec le colon, foie volumineux, glandes du mésentère obstruées. Épiploon et intestins maigres et gangrenés, estomac petit, rein gauche hypertrophié, épanchement dans l'abdomen.

Homme de 17 ans. Douleur de l'hypochondre gauche, fièvre hectique, maigreur extrême (JACQUINELLE, *Ancien journ.*, t. 88.)

Obs. LXXXVIII. — Pancréas augmenté de volume. Quelques-uns de ses canaux excréteurs obstrués. Parois de l'estomac corrodées par un lombric qui a pénétré dans l'abdomen.

Femme de 23 ans. Pendant plusieurs années salivation,

6

fièvre, toux, constipation. (JALLAT, *Nouvelle bibliothèque médicale*, 1826.)

OBS. LXXXIX. — Une tumeur squirrheuse, couverte d'hydatides, rampe sur toute la surface de la grande et de la petite courbure de l'estomac, environne le pylore et le rétrécit sans l'obstruer. Glandes de la partie supérieure du mésentère squirrheuses, formant une tumeur volumineuse autour de l'aorte, épiploon détruit.

Homme de 39 ans. Fièvre rémittente, défaillance, hydropisie, dyspepsie, amaigrissement, douleur et tumeur dure à l'épigastre. Tout à coup nausées, matières noires rendues par les vomissements et les selles. 10 jours avant la mort, hoquet, syncope. (JEMOIS, *Ancien journal*, t. 36.)

OBS. XC. — Le pancréas plus épais, plus court, squirrheux est englobé dans une masse squirrheuse qui comprend en outre l'épiploon, l'arc du colon, des circonvolutions de l'intestin grêle, le mésentère et est recouverte par le péritoine épaissi. Face antérieure de l'estomac dure et épaisse près du pylore, foie volumineux, vésicule distendue. Rate dure et volumineuse.

Femme de 43 ans. Depuis plusieurs années douleur obscure dans le ventre; tous les trois ou quatre mois coliques intenses, disparaissant par la pression. Les douleurs abdominales deviennent sourdes, permanentes; amaigrissement, teint jaune paille, perte d'appétit, constipation, fièvre hectique. (JOURDAIN, *Journal gén. de méd.*, t. 81.)

OBS. XCI. — Le pancréas augmenté d'un tiers, dur, friable, embrasse les 2/3 du duodenum qu'il étrangle ainsi que le pylore. Pylore très-dur, presque oblitéré. Estomac augmenté, sain. Rien dans les autres organes.

Homme de 34 ans. Vomissements opiniâtres de bile après le repas, fièvre, insomnie, durée deux mois. (JUPPIN, *Ancien journal*, t. 89.)

OBS. CXII. — Pancréas grand, squirrheux, pesant quatre

onces , épiploon squirrlicux', commencement du côlon comprimé, enflammé, ulcéré.

Homme de 40 ans. Fièvre; le 10ᵉ jour, constipation; le 13ᵉ fèces par la bouche, le 16ᵉ mort! (KERCKRING, observations anatomiques, 1670.)

OBS. XCIII. — Le pancréas squirrheux forme une masse arrondie du volume du poing. Pylore squirrheux, épais de 5 lignes ; le foie très-gros, pesant 12 livres 1/2, contient des masses encéphaloïdes, dont quelques-unes sont raramollies en leur centre. Le péritoine près du foie et les glandes mésentériques sont engorgées.

Homme de 49 ans. Douleur fixe dans l'hypochondre droit, rapports, ictère léger. Les aliments maigres passent assez bien, mais la viande et les soupes grasses augmentent les pesanteurs d'estomac et les rapports qui vont jusqu'au vomissement. Ascite, tantôt constipation, tantôt diarrhée; amaigrissement. (LAENNEC, *Journal de Corvisart.*)

OBS. XCIV. — Cancer du pancréas, poumons non tuberculeux.

Jeune femme paraissant phtisique ; catarrhe bronchique. (LAENNEC, *Auscultation*, t. 1.)

OBS. XCV. — Le pancréas intimement uni à l'estomac est converti en matière encéphaloïde d'un blanc laiteux et très-ferme. So i extrémité splénique seule est intacte. L'estomac offre à sa face postérieure près de la petite courbure une ulcération elliptique dont la circonférence est dure et épaisse ; le pylore est sain, l'estomac et tout le tube intestinal contiennent un liquide brunâtre, le foie gros contient 12 tumeurs encéphaloïdes dont quelques-unes renferment de la matière tuberculeuse. Épanchement dans l'abdomen, marasme de squelette.

Homme de 57 ans. Vomissements de mucosités filantes, puis des aliments peu après leur ingestion, puis de matière brune. Amaigrissement, tumeur épigastrique, durée deux mois. Mort par perforation de l'estomac. (LAENNEC, *Revue méd.*, 1824, t. 1.)

OBS. XCVI. — Pancréas gros comme une demi-bouteille, dur, squirrheux, obstruant presque une grande partie du duodenum. Le pylore est entouré de veines engorgées.

Homme. Pendant six mois tous les vices de digestion. Six semaines avant la mort vomissements quotidiens de liquide couleur lie de vin qui finit par devenir noir.

OBS. XCVII. — Pancréas squirrheux entouré de veines variqueuses. Dyspepsie, vomissements noirâtres.

OBS. XCVIII. — Paneréas carcinomateux obstruant presque complètement le pylore et entouré de grosses veines variqueuses.

Homme. Sarcocèle. Quatre mois après l'opération dyspepsie, vomissements noirâtres.

OBS. XCIX et C. — Faits semblables au précédent. (LA-TOUR, *Traité des hémorrhagies*, 1828.)

OBS. CI. — Cancer du pancréas, de l'estomac, de la base du crâne et de plusieurs os des membres avec fractures consécutives.

OBS. CII. — Cancer de l'estomac avec petites tumeurs cancéreuses de l'épiploon, autour du pylore, à la surface du foie, autour des gros vaisseaux, dans le pancréas, autour des canaux cystique et cholédoque, à la surface de la rate, des intestins, des reins, à la surface et dans l'intérieur des poumons.

OBS. CIII. — Cancer du péritoine, du foie, de la moitié gauche du pancréas, des glandes du bassin, du poumon. (LEBERT, *Traité des maladies cancéreuses*, 1851.)

OBS. CIV. — Pancréas dur, squirrheux. La rate petite, saine, adhère à l'estomac, cordia et œsophage squirrheux, foie pâle, dur, squirrheux. Épanchement dans l'abdomen.

Femme de 64 ans. Douleurs de l'abdomen, de l'hypochondre droit, tuméfaction du ventre, ictère, constipation.

OBS. CV. — La tête du pancréas et le pylore forment une masse considérable, squirrheuse, adhérant à la grande courbure de l'estomac qu'elle fronce.

Homme de 51 ans. Vomissements glaireux puis sanguins, douleur ombilicale.

OBS. CVI. — Squirrhe du pylore et de la tête du pancréas se propageant à la petite courbure. Il présente quelques points fongueux. Marasme.

Homme de 57 ans. Digestion troublées, pesanteur à l'épigastre, tumeur épigastrique douloureuse au toucher. Constipation, vomissements d'aliments.

OBS. CVII. — Squirrhe formé par tout le pancréas, l'épiploon, la moitié droite de l'estomac, l'orifice du duodenum, une partie du colon et le mésentère. Estomac dilaté.

Homme de 41 ans. Douleur à l'épigastre et à l'hypochondre gauche. Maigreur, vomissements. Seuls les aliments farineux ne sont pas rejetés.

OBS. CVIII. — Squirrhe ulcéré fermé par le foie, le pancréas, le pylore, l'origine du duodenum, les conduits biliaires. Ceux-ci sont obstrués par une bile noire.

Homme de 65 ans. Douleur et tumeur épigastrique, vomissements de matières acides, puis d'aliments, puis noirâtres, diarrhée.

OBS. CIX. — Tête du pancréas très-volumineuse, squirrheuse, foie petit, à noyau tuberculeux. Epanchement dans l'abdomen.

Homme de 55 ans. Douleur à l'hypochondre droit, tuméfaction du ventre, ictère, constipation.

OBS. CX. — Pancréas très-dur, présentant un grand nombre de grains friables, glandes mésentériques squirrheuses, rate saine, foie gros, squirrheux ; pylore et petite courbure de l'estomac squirrheux, rétrécis ; intestin grêle rétréci.

Homme de 70 ans. Douleur pongitive épigastrique, constipation, dyspnée, infiltration.

Obs. cxi. — Le pancréas, le foie, l'estomac, une portion du duodenum adhèrent ensemble et forment une masse squirrheuse dans l'hypochondre gauche. La partie moyenne du pancréas est seule malade et adhère à l'estomac. A la petite courbure, tumeur bosselée, ulcérée, végétante, marasme.

Homme de 32 ans. Douleur et tumeur épigastrique, vomissements, constipation, diarrhée.

Obs. cxii. — Pancréas et épiploon squirrheux. Rate petite, ramollie. Le foie mou, volumineux, adhère à l'estomac, qui présente entre ses membranes une concrétion calcaire. Tous ces organes adhèrent ensemble par des végétations ; rien dans les poumons.

Homme de 38 ans. Vomissements glaireux, anorexie, constipation, toux, maigreur.

Obs. cxiii. — Dans la queue du pancréas et de l'extrémité gauche du colon, tranverse tumeur cancéreuse. Intestins phlogosés, poumons sains.

Homme de 51 ans. OEdème, diarrhée, tumeur dans l'hypochondre gauche. (Leroux. *Leçons sur les généralités de la médecine pratique*, 1826, *passim*).

Obs. cxiv. — Pancréas gonflé, rempli de tubercules ainsi que le mésentère ; foie livide, hypertrophié ; vésicule flétrie ; rate hypertrophiée ; sérosité dans l'abdomen.

Femme de 40 ans. Ictère chronique.

Obs. cxv. — Le pancréas à droite, dur, squirrheux, proéminent, comprime les canaux biliaires très-dilatés ; il est putride à gauche ; duodenum induré.

Homme de 50 ans. Douleur au-dessous de l'ombilic, vomissements pendant deux mois ; la douleur augmente ; une tumeur apparaît à l'hypochondre droit.

Obs. cxvi. — Pancréas squirrheux, rate cartilagineuse en dehors, purulente en dedans ; taches gangréneuses dans l'estomac. Pylore squirrheux et rétréci.

Homme de 50 ans. — Douleurs à l'hypochondre gauche, vomissements de sang ; flux noirs ; lipothymies, sueurs froides.

Obs. cxvii. — Le pancréas tuméfié, squirrheux, adhère intimement au pylore et au duodenum, malades comme lui.

Homme de 40 ans. Douleur obscure et profonde à l'épigastre ; fièvre lente ; vomissements persistants ; ventre déprimé.

Obs. cxviii. — Pancréas et mésentère squirrheux ; épiploon légèrement phlogosé ; estomac et intestins distendus par des gaz ; vésicule pleine de bile noire.

Pendant 9 mois, coliques flatulentes, tympanite, douleurs atroces.

Obs. cxix. — Pancréas et foie gros, squirrheux ; intestins phlogosés.

Homme. Colique saturnine.

Obs. cxx. — Pancréas dur, farci de tubercules ; épiploon squirrheux et putride ; épanchement fétide dans l'abdomen.

Femme de 50 ans. Douleur continue à la région épigastrique pendant 2 ans ; cardialgie, vomissements, coliques violentes. Emaciation. (Lieutaud. *Hist. anat. méd.*, 1767, *passim*).

Obs. cxxi. — Pancréas entièrement transformé en une masse dure, cartilagineuse. Conduit pancréatique en partie oblitéré. Autres organes sains.

Jeune femme hystérique. Anorexie, constipation, rejet de salive blanchâtre, efforts de vomissement ; tumeur dure sensible à l'épigastre ; amaigrissement. La malade ne peut rester assise. (Lilienhain. *Journal de Hufeland et Revue médicale*, 1826).

Obs. cxxii. — Tête du pancréas, glandes du mésentère et quelques points du foie squirrheux ; muqueuse de l'estomac épaissie, fièvre, faiblesse, douleur permanente à l'épigastre.

Obs. cxxiii. — Cas semblable au précédent. (Lofftie. *Gaz. de Saltzbourg*, cité par Mondiere).

Obs. cxxiv. — L'extrémité gauche du pancréas est dure, sa face antérieure adhère intimement à l'estomac dans toute la longueur de sa moitié supérieure. Son bord supérieur est rongé dans l'étendue de trois travers de doigt par une ulcération large et profonde. L'artère splénique isolée de toutes parts, amincie dans ses parois, est ouverte en deux endroits voisins l'un de l'autre, par des ruptures fort longues. L'estomac rempli de sang noir adhère intimement à la face concave du foie ; sa tunique musculeuse est ulcérée.

Homme de 44 ans. Tumeur indolente, mal circonscrite à l'hypochondre droit. La maladie marche lentement ; puis hoquet, vomissements noirâtres. (Mabille, thèses de Paris, 1822).

Obs. cxxv. — La tête du pancréas squirrheuse adhère au pylore sans le rétrécir. Celui-ci adhère aussi au foie. Estomac et intestins distendus.

Homme de 24 ans. Depuis 4 ans, douleur épigastrique après le repas, cessant par les vomissements qui deviennent brunâtres. Pas de tumeur. Pâleur et maigreur extrême. Teint terreux, ascite ; constipation ; 8 jours avant la mort, diarrhée. (Mac-Donnell, cité par Battersby).

Obs. cxxvi. — Après mélanose de l'œil, mélanose dans le foie, le pancréas, la rate, les poumons, le cœur, la plèvre, le péritoine.

Homme de 30 ans. (Mackensie. *Arch. gén. de méd.*, 1825).

Obs. cxxvii. — Pancréas volumineux, dur, inégal, avec

tubercules arrondis ; foie très-gros, mou, sain ; mésentère obstrué.

Homme. Il vomit tous les aliments et des matières aqueuses, amères. Soif, défaillances. Douleurs lancinantes à l'épigastre. Pas de tumeur, mort après 11 mois. (MANFREDI, cité par Morgagni, épist. 30).

Obs. cxxviii. — Pancréas gonflé, tout entier squirrheux.

Homme de 60 ans. Tout à coup prostration, insomnie, nausées, coliques, vomissements, paralysie. (MANGET, *Bibl. méd. pract.*, 1675).

Obs. cxxix. — Pancréas très-volumineux dans toute son étendue, la partie moyenne et son extrémité gauche conservent encore la texture granulée ; l'extrémité droite, très-volumineuse, ne forme qu'une masse homogène, blanc grisâtre, contenant plusieurs foyers remplis d'un liquide blanchâtre. Canal cholédoque oblitéré dans son tiers inférieur, foie sain, très-volumineux, distendu en quelque sorte par une bile noirâtre ; vésicule biliaire très-grosse, remplie du même liquide. Estomac et duodenum sains.

Homme de 50 ans. Depuis 6 à 8 mois, douleurs d'abord sourdes, puis déchirantes dans la partie inférieure de l'hypochondre droit. Vomissements de matière muqueuse. 2 mois avant la mort, ictère noirâtre. (MARJOLIN. *Bibl. méd.*, t. 28).

Obs. cxxx. — Pancréas squirrheux, pylore induré, presque oblitéré, vésicule gonflée. Intestins contractés.

Homme de 24 ans. Douleur épigastrique, vomissements, constipation, fièvre hectique ; mort après 9 mois. (MARQUET, cité par Lieutaud).

Obs. cxxxi. — Tumeur de la tête du pancréas, du volume d'un œuf de poule, de la consistance du tissu mammaire, reposant sur le duodenum ; foie hypertrophié, rempli de tubercules enkystés non ramollis et gonflé de bile. Vésicule contenant beaucoup de calculs. Canal cholédoque très-distendu, obstrué à son insertion duodenale. Péritoine enflammé. Rien dans les autres organes.

Homme de 60 ans. Prostration, nausées, anorexie, ictère. Douleur violente à l'épigastre et au côté droit. Tumeur sous le bord libre des côtes, très-douloureuse à la pression. Emaciation extrême. (MARTLOND. *Edimb. journ.*).

OBS. CXXXII. — Masse cancéreuse comprenant le pancréas, le mésentère, des ganglions lymphatiques. Dans cette masse, tubercules remplis de matière mélanique. Foie, rate, organes urinaires sains. L'estomac contient une matière noire infecte ; sa muqueuse est recouverte d'un enduit gélatiniforme et présente des traces d'inflammation chronique. Petite courbure de l'estomac et pylore rétrécis, squirrheux. Epanchement dans l'abdomen de sérosité citrine.

Homme de 54 ans. Excès de régime. Coliques, vomissements, inappétence, soif, douleur épigastrique s'exaspérant par la pression, teint paille, amaigrissement rapide, rapports, vomissements de matière puro-sanguinolente, salive abondante et fétide, constipation opiniâtre, œdème, ascite. On sent plusieurs tumeurs dans l'abdomen. (MAZEAU. *Journ. universel*, t. 57).

OBS. CXXXIII. — Le pancréas carcinomateux forme avec les parties voisines une tumeur du volume d'une tête d'enfant qui adhère au foie, à la rate, au duodenum. Cette tumeur est un kyste très-épais, situé au centre des poumons, rempli de matière noire qui ressemble à du sang décomposé. Il communique au duodenum par une ulcération. Les artérioles ont acquis un grand développement.

Homme de 40 ans. Depuis 10 ans douleur à droite de l'épigastre ; hématemèse abondante. Mort d'une syncope produite par une évacuation alvine de sang. (MÉSTIVIÉR. *Soc. de méd. de Bordeaux*, 1825).

OBS. CXXXIV. — La tête du pancréas indurée entoure son canal excréteur et rétrécit le duodenum. Pylore très-sain. L'estomac très-distendu descend jusqu'à la vessie et contient une quantité considérable de liquide acide et grisâtre. Son fond est très-distendu.

Homme. Depuis plusieurs années, douleurs spasmodiques de l'estomac, puis douleurs excessives. Spasmes cloniques, internes et trismus; céphalée. Infiltration de la face et des mains. (MICHAELIS. *Bibl. médicale*, t. 42).

OBS. CXXXV. — Pancréas tout entier épais, durci, contenant une partie dégénérée en une substance blanche, analogue au thymus. Rate molle, un peu grosse; foie couvert de tubercules. Glandes mésentériques blanches, remplies d'ichor purulent. Estomac à parois épaissies, dures, ulcérées.

Femme de 40 ans. Douleurs d'estomac, nausées, vomissements de sang; quelquefois douleurs lombaires. Tumeurs dures le long des deux jugulaires externes. (MORGAGNI. *De sedibus et causis morborum*. Epist. 29, art. 12).

OBS. CXXXVI. — Pancréas et duodenum squirrheux; foie dur, blanchâtre, lobulé; rate grosse.

Homme de 33 ans. Hydropisie et vomissements. (*Ibid.* Epist. 30, art. 12).

OBS. CXXXVII. — Le pancréas très-allongé, tuméfié, présente à sa surface des nodosités encéphaloïdes, laissant voir dans leurs intervalles le tissu glandulaire. Il adhère à la partie postérieure de la petite courbure de l'estomac, elle-même dégénérée, avec laquelle il communique par une ouverture de 2 centimètres. La dégénérescence s'étend dans les ganglions, dans le tissu cellulaire, situé le long de la colonne vertébrale, et se dirige vers le bassin jusqu'au psoas droit. Foie pâle, sain, rate normale.

Femme de 50 ans. Crampes d'estomac, dyspepsie, vomissements, maigreur, douleur brûlante à la région dorsale et à l'estomac se propageant dans les hypochondres, le bas ventre, les épaules. OEdème des extrémités inférieures. Ascite. (MUHRY, cité par Fauconneau-Dufresne).

Obs. cxxxviii. — Pancréas dur comme une pierre. Vieille femme. Vomissements quotidiens après le repas. (Panaroli. *Jatrol*, 1652).

Obs. cxxxix. — Pancréas et mésentère squirrheux, très-gros, pesant 10 livres 1/2, adhèrent en arrière aux vertèbres lombaires, en avant au péritoine aussi squirrheux. On y trouve une foule d'abcès enkystés contenant des matières de consistances diverses. Foie squirrheux et abcédé. Rate putréfiée, intestins et mésentère livides. La tumeur n'adhère pas aux intestins. Hydropisie.

Femme de 60 ans. La tumeur s'accrut pendant 8 ans. Dyspnée par compression du diaphragme, constipation et dysurie par compression des intestins et de la vessie. (Amb. Paré, livre 7).

Obs. cxl. — Pancréas dur comme une pierre. Estomac très-petit ; le rein gauche purulent contient un calcul.

Enfant de 10 ans. Douleur de la partie gauche de l'abdomen, répondant dans tout le ventre quelques années avant la mort.

Obs. cxli. — Pancréas blanc, de la dureté de la pierre, très-tuméfié, adhérant fortement à la partie concave du foie. Epanchement dans le péricarde.

Jeune fille de 12 ans. Marasme pendant 8 ans, symptômes très variés. (Paaw. *Observ. anatom.*).

Obs. cxlii. — Tumeur épigastrique molle, facilement réductible, survenue après un effort. Hoquet, vomissements. On opère croyant à une hernie de l'estomac. Celui-ci est comprimé contre les parois abdominales par le pancréas engorgé qui lui adhère intimement. (M.-A. Petit, *Médecine du cœur*, 1823).

Obs. cxliii. — Pancréas et toutes les glandes droites hypertrophiées, dures comme des pierres. Foie squirrheux très-grand.

Fièvre tierce. Douleur dans la région du foie.

Obs. cxliv. — Pancréas grand et dur.

Femme. Fièvre tierce, puis continue, constipation. Deux à trois heures après le repas, douleurs atroces.

Obs. cxlv. — Pancréas grand, squirrheux, comprimant l'estomac.

Pendant quatre ans, douleurs atroces d'estomac. (Pison).

Obs. clxvi. — Pancréas grand, squirrheux, ainsi que le pylore et le mésentère. Foie adhérent au diaphragme, aux côtes, au cardia.

Homme de 35 ans. Douleurs atroces dans l'abdomen, les hypochondres, les lombes, puis les hanches. Affaiblissement, vomissements bilieux fréquents, fièvre, tumeur douloureuse près du cartilage xiphoïde et des côtes gauches Il se met au lit six mois avant sa mort. (Plater, *Prax. méd.*, 1625).

Obs. cxlvii. — Pancréas très-gonflé, plein de duretés squirrheuses. Quelques ulcérations d'où suinte un liquide fétide et ichoreux. Sa face externe est recouverte de veines variqueuses.

Femme de 40 ans. Règles presque subitement supprimées. Pendant six mois, vomissements et douleurs horribles au-dessus de l'ombilic.

Obs. xiv. — Pancréas gonflé, pleins de concrétions stéatomateuses, recouvert d'une concrétion de la consistance du miel, épaisse de 5 à 6 lignes. Tissu cellulaire ambiant et mesocolon qui l'enveloppe, épais et dur. Glandes mésentériques pleines de concrétions stéatomateuses ; foie et rate très-volumineux. Parois de l'estomac épaisses, squirrheuses surtout en arrière. Intestin grêle rétréci non altéré.

Homme de 40 ans. (Portal, *Anat. méd.*, t. 5).

Obs. clxix. — Pancréas dur, surtout par places, ulcéré à droite. La tête présente un kyste plein de matière purulente, contenant des concrétions granuleuses et communiquant avec le duodenum et le canal choledoque. Le foie contient des masses squirrheuses et un abcès ; la vésicule très-dilatée renferme plusieurs calculs ainsi que les reins. Tronc de la veine-porte très-élargi. Le kyste repose sur la veine-cave inférieure qui est dilatée. Épanchement dans l'abdomen. OEdème des extrémités. Marasme.

Homme assez âgé, goutteux. Douleurs épigastriques et lombaires. Ictère, soif, vomissements, troubles de défécation, calculs dans les selles. OEdème, syncopes. (PORTAL, *Mal. du foie*).

OBS. CL. — Pancréas gros et dur. A son insertion, le duodenum est plus épais. Foie volumineux, mou. Rate petite et dure.

Homme de 55 ans. OEdème des extrémités inférieures, douleur épigastrique, nausées, vomissements jaunes et noirs. Constipation, amaigrissement.

OBS. CLI. — Pancréas gros et dur, surtout à la tête, qui comprime le duodenum. Orifice pylorique rétréci et inégalement gonflé. Rien dans les autres organes.

Homme. Digestions pénibles, nausées, vomissements noirs, constipation, tumeur épigastrique. (PORTAL, Société médicale d'émulation, t. 2).

OBS. CLII. — Un homme atteint d'une affection squirrheuse du pancréas rend chaque jour dix litres et plus de salive (RAHN, *Scirrh. pancr. diagn.*, 1796, cité par Bécourt).

OBS. CLIII. — Pancréas doublé de volume dans sa partie moyenne et vers sa queue. Celle-ci a contracté des adhérences avec la partie inférieure de la scissure du rein et comprime l'origine de l'uretère. L'extrémité droite du pancréas est saine, la partie malade grisâtre, dure, lardacée. Rein sain, bassinet gauche dilaté, estomac normal, un peu injecté, follicules un peu développés. Intestins sains d'ailleurs.

Femme de 50 ans. Depuis un an, douleurs vagues dans

l'abdomen. Mauvaises digestions, constipation, teint jaune paille, affaiblissement progressif, puis douleurs dans la région du rein gauche, se propageant aux organes voisins et à l'aine gauche, perte d'appétit, amertume de la bouche, ni tumeur, ni vomissements. (RÉCAMIER, *Rev. méd.*, 1830, t. 3).

OBS. CLIV. — Pancréas squirrheux, comme cartilagineux. Évacuation opiniâtre de matière noire par les selles. (RHODIUS, *Observ. méd.*, cent. 2, obs. 97, 1657.)

OBS. CLV. — Pancréas tout squirrheux, rempli de corps gros comme des œufs de colombe, égal au foie en volume; foie induré, sphérique, parsemé de petites masses dures. Rate petite.

Homme. Pendant quatre ans coliques, pesanteurs d'estomac pendant la station ou la marche. Pas de tumeur épigastrique; tout à coup gangrène du pied droit à marche rapide; œdème des extrémités. (RIOLAN, op. anat., t. 1649.)

OBS. CLVI. — Tout le pancréas squirrheux est caché derrière l'estomac et les intestins. Pylore et une partie de l'intestin rétrécis; squirrhe dans une partie du mésentère. Depuis trois mois douleurs atroces, continues dans la région de l'estomac. Émaciation. (RIVIÈRE, *Praxis méd.*, cent. 1, obs. 90, 1652.)

OBS. CLVII. — Tumeur globuleuse formée par les parois épaissies du pylore, quelques ganglions lymphatiques, la tête du pancréas, et communiquant avec l'estomac par un rétrécissement induré. Estomac à parois quadruplées d'épaisseur. Orifice pylorique à bords épaissis, non indurés. Large fente dans le grand axe de l'estomac.

Homme de 35 ans. Depuis quinze ans dyspepsie, vomissements, constipation, tumeur à l'hypochondre droit; hématemèse et garde-robes sanguinolentes, mort par épanchement dans l'abdomen. (ROBERT ADAMS, *Dublin journ. et Arch. gén. de méd.*, 1851, t. 3.)

Obs. clviii. — Cancer du pancréas. Pas de tumeur, malaise plutôt que douleur, ictère verdâtre, alternativement diarrhée et constipation, puis vomissements rares, irréguliers. Pas de diarrhée, matière graisseuse dans les fèces. (Roques, *Compte-rendu de la Soc. méd. d'obs*, par A. Decès, 1857.)

Obs. clix. — Pancréas triplé de volume, en partie dur et de consistance cartilagineuse, en partie ramolli et rempli de concrétions dures qui proéminent à la surface. Le canal pancréatique très-dilaté contient douze pierres arrondies, blanchâtres, dont quelques-unes ont la grosseur d'une noisette. Il comprime l'aorte, très-rétrécie en ce point où ses parois ont une consistance cartilagineuse. Au-dessus, elle est très-dilatée, ainsi que le ventricule gauche. Elle est fixée aux vertèbres et sa paroi postérieure est détruite. L'aorte ventrale est très-rétrécie. Le tronc cœliaque est très-dilaté ainsi que ses ramifications, surtout la coronaire stomachique dont la rupture amena la mort. (Salmade, *Recueil périodique*, t. 3.)

Obs. clx et clxi. — Nombreux stéatomes du pancréas attachés aux veines du mésentère chez deux hommes livrés aux excès alcooliques. (Salmuth, *Obs. méd.*, cent. 1, 1648.)

Obs. clxii. — Squirrhe du pancréas et de presque toutes les glandes sous-cutanées. (Sancifort, *Musœum anatom.*, 1793.)

Obs. clxiii. — Aprés un squirrhe du testicule le pancréas est rouge, gonflé, ramolli comme une éponge et pèse sept onces. Son canal est très-dilaté. Au-dessous tumeur rétropéritonéale à laquelle il n'adhère pas. Sialorrhée, selles abondantes, puis tumeur épigastrique. (Schmackpfeffer, *Obs. de quibusd, pancreatis morbis*, 1817.)

Obs. clxiv. — Tumeur formée par le pancréas, le pylore et le duodenum, cartilagineuse, adhérente aux vertèbres.

Le duodenum est très-intimement uni au pancréas. Le pylore et une partie du duodenum laissent à peine passer un stylet. Mésentère et ses glandes engorgées. Ovaire et utérus parsemés d'un grand nombre de concrétions grisâtres de la grosseur d'une aveline.

Femme de 71 ans. — Perte d'appétit, constipation, amaigrissement, vomissements opiniâtres, tumeur épigastrique très-résistante, indolente à la pression. (SÉBIRE, *Anc. journ.*, t. 60.)

OBS. CLXV. — Pancréas tout entier couvert d'ulcères noirs ; face concave du foie noire, face convexe pâle, contenant des stéatomes, vésicule pleine de bile noire, épaisse, rate pâle avec ulcérations noires. Péritoine et épiploon ramollis.

Homme de 70 ans. Douleurs vagues, rémittentes dans l'abdomen, sueurs froides. (SEGER, *Eph. cur. nat.*, an III.)

OBS. CLXVI. — Pancréas partout induré, squirrheux ; glandes mésentériques squirrheuses. Foie grand mais sain. Le reste sain.

Jeune fille. Anorexie, vomissements, diarrhée, faiblesse. (SÉGER, ibid., an 4).

OBS. CLXVII. — Le pancréas squirrheux enveloppe l'artère splénique.

Femme de 67 ans. Douleur épigastrique s'étendant dans l'hypochondre droit, très-forte au-dessous des fausses côtes gauches, s'exaspérant par la pression. Amaigrissement, constipation, perte d'appétit. Ni vomissements ni envies de vomir. (SANDWITH, *Edimb. journ.*, 1820).

OBS. CLXXVIII. — Pancréas dur, squirrheux, foie exsangue, cœur et vaisseaux pleins de sang noir.

Homme mort d'une fièvre pernicieuse. (SÉNAC, *Mal. du cœur.*)

OBS. CLXIX. — Pancréas, seul viscère abdominal malade, doublé de volume, squirrheux, surtout à la tête, qui embrasse le duodenum et comprime fortement le pylore. Estomac et intestins fortement contractés, épiploon privé de graisse, léger épanchement dans l'abdomen, émaciation.

Jeune homme. Quelques années avant la mort, douleur obtuse profondément située à la région épigastrique. Le corps reste penché en avant. Peu de mois après, dyspepsie, pyrosis, vomissements. L'appétit est conservé ; mais tous les aliments sont rendus, sauf le lait.

Obs. CLXX. — Le pancréas, triplé de volume, prolonge son extrémité gauche jusqu'à la région lombaire ; la droite presse sur l'estomac et le duodenum et a presque complètement oblitéré l'orifice pylorique. Sa surface est partout irrégulière, dure et présente dans quelques points du tissu squirrheux. Estomac et intestins fortement contractés. Épiploon privé de graisse. Un peu de sérosité dans l'abdomen. Organes thoraciques sains.

Homme de 27 ans. Tuméfaction des glandes parotides et sous-maxillaires et des ganglions du cou. Les engorgements disparaissent tout à coup. Aussitôt, tumeur épigastrique avec douleurs violentes et profondes, vomissements. L'estomac ne garde que les aliments froids. Corps courbé en avant. Émaciation, faiblesse, constipation. (Sewal, *Med. and phys. journ.*, t. 31).

Obs. CLXXI. — Tumeur encéphaloïde de l'extrémité droite du pancréas ; le reste induré. Orifice des canaux pancréatique et cholédoque comprimé presque jusqu'à l'oblitération. Canal pancréatique dans l'intérieur de la glande assez dilaté pour permettre l'introduction du doigt. Conduits hépatique et cholédoque très-dilatés au-dessus du rétrécissement. La vésicule descend jusqu'au-dessous de l'ombilic. Foie vert foncé avec tubercules à sa surface. Tumeur squirrheuse, du volume d'un œuf de pigeon indépendante du pancréas, traversée par l'artère hépatique.

Femme de 86 ans. Quatre mois avant la mort, ictère.

Au-dessous de l'ombilic, tumeur molle, compressible, facile à déplacer, recevant une légère impulsion pendant la toux. (Smith, *The Dublin journ.*, t. 17).

Obs. clxxii. — Pancréas volumineux tout entier squirrheux, composé de matière blanche et crétacée. Foie gros, volumineux. Estomac ramolli, sa muqueuse ulcérée. Le péritoine a des adhérences avec le grand épiploon.

Femme de 30 ans. Suppression de règles. Douleur épigastrique et lombaire. Vomissements pendant quatre mois. Après une chute, douleurs abdominales, tuméfaction. Coucher sur le côté gauche impossible. Évanouissements, vomissements, puis diarrhée. (Sorlin , *Recueil périod.* , t. 39).

Obs. clxxiii. — Pancréas tuméfié, squirrheux. Parois du pylore squirrheuses, épaisses d'un demi-pouce en quelques points, sans ulcérations intérieures. Elles adhèrent au foie par l'induration du tissu cellulaire, de la capsule de Glisson. Foie dur, contenant des tubercules blanchâtres. Rate petite et foncée. Masse graisseuse implantée sur la face externe du péritoine et simulant une hernie ombilicale. Un vaisseau mésentérique est oblitéré. Quelques côtes cancéreuses.

Homme de 25 ans. Consomption générale. (Spangenberg, *Journ. compl.*, t. 6).

Obs. clxxiv. — Pancréas squirrheux, péritoine très-malade, le reste sain. Épanchement dans l'abdomen.

Femme de 60 ans. Pendant plusieurs années, douleurs, tumeur épigastrique.

Obs. clxxv. — Pancréas grand, partout squirrheux. Rein gauche liquéfié.

Femme. Tout à coup, douleur violente d'estomac, persistante, insomnie, fièvre, anxiété. Après vingt jours, amélioration, puis accroissement des symptômes ; mort. (Spon, obs.).

Obs. clxxvi. — Tête du pancréas, pylore, commencement du duodenum squirrheux ; surface interne du pylore rétrécie et ulcérée. Estomac très-grand, contenant de la matière noire.

Homme de 32 ans. Ictère, cardialgie, perte d'appétit, vomissements, constipation. Mort après huit mois.

Obs. clxxvii. — Pancréas noueux, dur, volumineux, de la forme et du volume du poing Tubercules durs aux environs des canaux biliaires dans les glandes mésentériques et dans l'épiploon. Foie dur. Estomac petit, intestins sains.

Homme de 59 ans. Depuis longtemps, vomissements, dyspepsie, amaigrissement, douleurs déchirantes, ictère, abdomen gonflé, douloureux. Diarrhée colliquative. (Stoll, *Méd. prat.*, obs. 1 et 9).

Obs. clxxviii. — Pancréas blanchâtre, plus gros que le poing, contenant des masses dures mal circonscrites. La tumeur oblitère complètement le canal cholédoque. Bile et foie noirâtre.

Femme de 40 ans. Depuis longtemps, douleurs d'estomac et d'intestins. Diarrhée, vomissements, ictère. La douleur se concentre, revient par paroxysmes, ne s'exaspère pas par la pression. Elle s'étend de l'épigastre autour du tronc et dans le dos. Mort après huit mois et demi de traitement.

Obs. clxxix. — Pancréas induré, tête très-volumineuse. Iléum enflammé. Douleur épigastrique revenant par paroxysmes. Diarrhée intense. Selles brunes, fétides. Mort après deux mois et demi de traitement. (Sym., *Archiv. gén. de méd.*, 1836).

Obs. clxxx. — Tumeur volumineuse, carcinomateuse formée par le pancréas, les glandes mésentériques et des ganglions lymphatiques, le pylore et la portion pylorique de l'estomac. Estomac dilaté, aminci, ramolli, contenant un liquide noir. Foie et rate petits, mais sains.

Homme de 66 ans, malade pendant dix mois. Douleurs

d'estomac, aigreurs, vomissements, constipation, tumeur épigastrique, marasme.

Obs. CLXXXI. — La partie moyenne et antérieure du pancréas, l'extrémité pylorique de l'estomac, la vésicule biliaire et une partie du foie forment une masse cancéreuse. Foie petit et mou, infiltration. Marasme.

Homme de 32 ans. Tumeur épigastrique douloureuse à la pression, vomissements, constipation.

Obs: CLXXXII. — Une partie du pancréas et des ganglions mésentériques forment une tumeur adhérente à l'estomac, petit, lardacé en ce point. Épanchement dans l'abdomen. Le reste sain.

Femme de 47 ans. Coliques, nausées, perte d'appétit. Tumeur et douleur épigastriques. Coucher facile seulement sur le dos. Constipation. Vomissement aqueux. Émaciation.

Obs. CLXXXIII. — Le pancréas augmenté de volume, les glandes mésentériques, la moitié droite de l'estomac, le duodenum et une petite portion du colon forment une masse squirrheuse. Estomac très-dilaté, foie petit, sain.

Homme de 41 ans. Douleurs lancinantes à l'hypochondre gauche, vomissements, diarrhées, ascite, tumeur épigastrique.

Obs. CLXXXIV. — Le pancréas et le mésentère présentent quelques points squirrheux. L'estomac a un squirrhe ulcéré à sa petite courbure. Foie doublé de volume avec tubercules. Intestins épaissis et enflammés.

Homme de 60 ans. Diarrhée, vomissements noirs, maigreur, faiblesse extrême.

Obs. CLXXXV. — Pancréas squirrheux. Squirrhe du cardia, de l'œsophage, de l'extrémité gauche de l'estomac. Il adhère au foie squirrheux, à la rate saine, à tous les organes digestifs.

Femme de 64 ans. Douleurs épigastrique, lombaire et dorsale. Constipation ; vomissements d'aliments à saveur

acide, mêlés de substance comme albumineuse, quelquefois concrète. Tumeur épigastrique.

Obs. clxxxvi. — Squirrhe de la partie droite du pancréas, de la première partie du duodenum, et allant du
pylore au cardia par la petite courbure de l'estomac. Foie
sain. Rate saine, petite.

Femme de 68 ans. Vomissements d'aliments, de matière
blanchâtre, glaireuse ; constipation, tumeur épigastrique.
Marasme.

Obs. clxxxvii. — Tumeur cancéreuse du colon transverse occupant les glandes voisines et la queue du pancréas.
Anévrysme du ventricule gauche du cœur.

Homme de 50 ans, malade depuis trois ans. Toux ; embonpoint conservé. (Tacheron, *Recherc. anat. pathol.*,
1823. Passim.)

Obs. clxxxviii. — Pancréas triplé de volume, dur, parsemé de tubercules. Foie gros, farci de tubercules, adhérent à la rate. Estomac sain, comprimé entre ces deux viscères. Intestins tachés de jaune. Pas d'adhérences dans le
bas-ventre.

Homme de 35 ans. Douleurs violentes d'estomac, constipation, ni nausées ni ictère (Tissot, *De morbo nigro*,
obs. 9).

Obs. clxxxix. — La tête du pancréas et le tissu cellulaire voisin squirrheux adhèrent au duodenum et à la partie
voisine des canaux biliaires. Foie et vésicule normaux, ce
qui est dû à la présence d'une valvule dans le conduit cystique. Les autres canaux biliaires forment une vaste tumeur
s'étendant depuis la veine-porte jusqu'au sacrum, passant
derrière le duodenum, le pancréas et la racine du mésentère et s'étendant transversalement du rein droit au rein
gauche. L'orifice duodénal du canal cholédoque ne peut
être découvert.

Fille de 14 ans. Peau couleur orange, maigreur extrême.
Anasarque des extrémités inférieures, douleur et tumeur

fluctuante dans l'abdomen. (Todd., *Dublin hosp. reports*,
t. 1).

Obs. cxc. — Le pancréas ulcéré a percé le diaphragme,
érodé la colonne vertébrale, attaqué les deux reins noirs,
putrides, mais ne contenant pas de calculs comme on l'avait
supposé. (Totenfeld. *Éph. cur. nat.*, 1670).

Obs. cxci. — Le pancréas durci adhère à la paroi postérieure de l'estomac par une ulcération circulaire de deux
pouces et demi de diamètre, à bords épais. Cette ulcération présente l'ouverture des vaisseaux sanguins et communique au canal pancréatique. Intestins distendus par du
sang coagulé. Le reste sain.
Femme de 59 ans. Pendant trente ans, douleur épigastrique s'étendant à l'ombilic et à l'hypochondre droit. L'es-
tomâc ne peut presque supporter ni aliments, ni boissons.
Vomissements de sang. (Van Doeveren, *Obs. anat. path.*,
1765).

Obs. cxcii. — Grande partie du foie et tout le pancréas
rongés par un ulcère cancéreux.
Après un coup violent porté sur l'estomac, vomissements
de sang. Il reste une douleur qui s'accroît pendant plusieurs
années. Vomissements, dyssenterie (Van Swieten, *Comm.
in Bœrh.; aphor.*, t. 1, 1745).

Obs. cxciii — Pancréas volumineux, déformé, squirrheux, communiquant à l'intestin par une large ulcération
formée de substance encéphaloïde et contenant un caillot
de sang gros comme une noix.
Homme. Violentes douleurs au-dessous de l'estomac,
constipation, vomissements de matières blanchâtres, puis
sanguinolentes. (Vidal, *Clinique*, 1829, t. 1).

Obs. cxciv. — Pancréas gros, globuleux, donnant par
expression une humeur un peu salée. Canal pancréatique
obstrué. A son insertion, caroncule pyramidal de la grosseur d'un pois.

Jeune homme maniaque. (Zwinger, (*Coll. acad. part. étr.*, t. 7).

Obs. cxcv. — Pancréas squirrheux, canaux biliaires dilatés.

Homme de 50 ans, mort d'anévrysme. (Walther).

Obs. cxcvi. — La portion du pancréas, qui s'étend en travers de la colonne vertébrale, est sensiblement indurée ; son canal distendu surtout vers le duodenum. Tête dure comme un cartilage en certains endroits. Les portions dures sont blanches, arrondies, irrégulières. Les autres sont de la consistance des glandes scrofuleuses. Foie sain, jaune, hypertrophié. Vésicule distendue par de la bile noire. Estomac sain. Le duodenum présente une dépression circulaire correspondant à la tête du pancréas. Il est comme squirrheux à l'insertion des conduits biliaire et pancréatique qui sont oblitérés. La muqueuse est saine.

Femme de 54 ans. Ictère, déjections noires. Tumeur épigastrique non douloureuse à la pression, perte d'appétit, constipation. Déjections épaisses, grisâtres, puis douleur abdominale nocturne. Marasme. (Watson, *Lond. med. and phys. journal*, 1830).

Obs. cxcvii. — Pancréas et mésentère squirrheux. Foie grand, livide, inégal, tubéreux. Épanchement dans l'abdomen.

Femme malade pendant un an. OEdème des extrémités, du ventre et des lombes. (Wepfer).

Obs. cxcviii. — Plusieurs points squirrheux dans la tête du pancréas. Induration du reste de l'organe.

Femme de 57 ans. Douleur et tumeur à l'épigastre. Vomissements, constipation, inflammation buccale, douleur de la cuisse. Ictère, ascite. Mort dans le marasme après trois mois de souffrance. (Vinckel, *Journ. de Hufeland*, t. 8, cité par Mondière).

Obs. cxcix. — Pancréas petit, dur, grisâtre. Son conduit est obstrué, ses petites artères ossifiées. Estomac et foie tachés de bile.

Homme de 59 ans. Nausées, perte d'appétit, vomissements de bile et d'aliments. Sentiment de brûlure dans toute la longueur de l'œsophage. Alternativement, diarrhée et constipation. Marasme extrême.(WOLF, *The Lancet*,1837, et *Gaz. méd.*, t. 5, p. 42).

OBS. CC. — Le pancréas, l'estomac, l'épiploon gastro-hépatique, le commencement du duodenum, le tissu cellulaire sous-jacent et la veine-porte sont réunis en une seule masse. La cavité de l'estomac, remplie de sang noir, offre vers le pylore une affection carcinomateuse de quatre pouces de diamètre, dont le centre ulcéré offre une perforation qui conduit dans la veine-porte par laquelle avait été sans doute fourni le sang accumulé. Beaucoup d'eau dans l'abdomen.

Homme de 51 ans. Diarrhée depuis six mois. Pâleur et maigreur, extrémités froides, tumeur épigastrique. Après vingt jours d'une amélioration qui paraît due à un régime féculent, constipation, météorisme abdominal, fréquence du pouls, chaleur à la peau, frisson. Mort. (Casimir BROUSSAIS, *Bull. de la Soc. philom.*, 1823, p. 156).

SECONDE PARTIE.

Jusqu'ici nous avons exhumé, coordonné, compté, comparé les faits d'après leurs affinités anatomiques, et de cette façon nous avons pu tracer l'histoire des affections qu'a présentées le pancréas, histoire assez complète au point de vue de l'anatomie pathologique, beaucoup moins satisfaisante en ce qui concerne les symptômes. Maintenant, laissant de côté tout cet étalage de chiffres et de faits que nous avons cru indispensable à la rigueur des démonstrations, il nous reste à tirer de ces éléments quelques généralités, à en déduire quelques données utiles pour le diagnostic et le traitement.

I. DIVERSITÉ DES AFFECTIONS DU PANCRÉAS. — LEURS CAUSES. — LEURS EFFETS SUR LES ORGANES VOISINS.

Le pancréas peut présenter, soit primitivement, soit consécutivement, toutes sortes d'affections.

J'ai presque honte d'énoncer une vérité qui devrait paraître banale, et l'on a peine à concevoir qu'un esprit éminent aussi chercheur que M. le professeur Piorry ait laissé tout récemment échapper ces lignes : « Il est évident que « le siége, la forme, le volume, la densité, les rapports de « cette glande peuvent être modifiés, qu'elle peut être le « siége de phymies, de carcinies, de kystes, d'hydati- « dies, etc., mais *on admet plutôt théoriquement* l'existence

« de ces lésions que pratiquement (1). » Aussi ses recherches ne contiennent-elles rien sur la pathologie du pancréas.

Quelle immunité singulière couvrirait donc un organe doué de fonctions si actives, en rapports si intimes avec les organes voisins, placé par conséquent dans des conditions telles qu'il doit participer à toutes leurs variations d'état? N'est-ce point à une affection du pancréas complètement méconnue, pas même soupçonnée, qu'a succombé le regrettable duc de Morny? Me tenant en garde contre toute idée préconçue, n'ai-je point depuis dix ans rencontré 12 ou 15 malades atteints bien évidemment d'affections organiques de cette glande? Est-ce que la gravité de ses lésions n'est point en raison de l'importance de ses fonctions? Les difficultés dont le sujet est entouré, difficultés qu'il ne faut point exagérer d'ailleurs, doivent-elles éloigner, ne doivent-elles pas plutôt provoquer les recherches? Est-ce que la pratique n'en doit rien recueillir? S'agit-il là seulement de questions théoriques?

On trouvera, on connaîtra les maladies du pancréas quand on saura les chercher, les étudier.

Et je ne parle pas seulement de celles qui entraînent la mort, qui laissent des traces sur le cadavre, qui seules nous ont occupé jusqu'ici. Il faut dire un mot de celles que l'induction permet de prévoir, que les études cliniques parviendront un jour à mettre en lumière.

Il serait hors de propos d'insister ici sur la physiologie du pancréas. Il me suffira de rappeler que c'est un organe d'une extrême importance dans l'acte de la digestion, qu'il agit avec rapidité, avec énergie sur les trois espèces d'aliments.

Il émulsionne instantanément les graisses neutres et les rend absorbables, propriété qu'il semble partager avec la bile. L'effet très-énergique produit par le mélange de ces

____

(1) *Recherches plessimétriques sur le pancréas*, Courrier médical, 24 février 1866.

deux liquides, l'est d'autant plus que la bile agit avant le
suc pancréatique, comme cela se passe dans l'économie (Bernard).

Il transforme les matières amylacées en dextrine, puis
en glycose, avec une rapidité à laquelle l'action synergique
de la salive est loin d'être comparable.

Il partage enfin avec l'estomac, à peu près à pouvoir égal,
la propriété de digérer les aliments albuminoïdes et de les
transformer en peptones. Le suc pancréatique accomplit
la digestion de ceux qui ont échappé à la digestion gastrique, sans rien changer au produit de cette digestion.
Mais, quoiqu'ils tendent au même but, il faut pour l'atteindre complètement que les deux liquides agissent séparément ; s'ils se rencontrent, ils s'entre-détruisent. Dans l'économie, ce mélange est empêché par trois moyens : le
pylore, qui sépare les deux digestions ; — la digestion gastrique, qui détruit la pepsine ; — la bile qui, anéantit au
passage la force digestive de cette dernière (1).

M. Corvisart admet, en conséquence, que la sécrétion
pancréatique restant normale, une *dyspepsie duodénale
secondaire* peut se produire quand il y a insuffisance presque absolue de la division que le suc gastrique fait au moins
subir aux aliments qu'il n'a point encore transformés en
peptones ; — surabondance excessive du suc gastrique
ou relâchement de l'anneau pylorique, auxquels cas les
deux liquides se mêlent dans le duodénum ; — insuffisance de la sécrétion biliaire, d'où résulte le non anéantissement de l'action du suc gastrique.

Les expériences démontrent que l'estomac étant devenu
inhabile à digérer, le suc pancréatique, tout en restant normal quant à ses propriétés, est sécrété en quantité insuffisante. Ceci nous conduit à admettre une *dyspepsie duodénale sympathique* avec insuffisance du liquide pancréa-

____

(1) L. Corvisart. *Collection de mémoires sur une fonction méconnue du pancréas*, 1857-1863.

tique (1). Cet état, en se prolongeant, peut amener, comme nous l'avons dit, l'atrophie de la glande, et par suite, la permanence des accidents.

Il est évident que toutes les lésions des organes voisins qui déterminent l'atrophie du pancréas par compression, toutes celles qui arrêtent mécaniquement l'excrétion de son liquide (voyez kystes), toutes les altérations organiques qui, en définitive, tendent à supprimer, pour ainsi dire, le pancréas, devront amener soit la diminution, soit la suppression de sa fonction physiologique.

Mais les choses ne sont point toujours aussi simples. Les expérimentateurs s'accordent à reconnaître qu'une foule de conditions modifient la sécrétion pancréatique, les suspendent ou l'altèrent. Ici nous devons faire appel à la pathologie expérimentale.

La sensibilité de cette glande si connue des physiologistes, dit M. Corvisart, est si grande qu'il suffit d'un séjour un peu prolongé à l'air, d'un froissement avec les doigts pour pervertir sa sécrétion.

L'établissement d'une fistule momentanée arrête quelfois totalement la sécrétion pancréatique pendant 6, 12, 18, 24 heures, surtout quand l'opération a été douloureuse (Bernard), mais même quand elle a été rapidement faite. D'autres fois la suppression n'a lieu que quelque temps après et peut durer plusieurs heures (Corvisart).

Si l'irritation produite par le séjour de la canule persiste, à partir des premières heures, du 2e au 3e jour au plus tard, l'écoulement augmente sans cesse, le liquide devient très-aqueux, de moins en moins coagulable, contient moins de matière oganique et plus de carbonates

----

(1) Par contre, faut-il admettre avec M. Corvisart que, dans certains cas, un suc pancréatique trop abondant ou trop actif, absorbé par la veine-porte, puisse vicier ce qu'il appelle la digestion intra-veineuse et produire une dyspepsie dite porte ou hépatique? Ceci me paraît bien hypothétique, mais on lira avec intérêt les développements donnés par l'auteur à cette idée ingénieuse.

alcalins ; des produits d'altération tels que des globules de sang, de pus, etc., apparaissent. L'affaiblissement de la puissance digestive est à son apogée le 8e jour. Le liquide a complètement perdu son action sur les substances albuminoïdes, bien qu'il puisse encore, dans une certaine mesure, émulsionner des graisses.

Ces phénomènes résultant de l'inflammation : suspension, aquosité, viciation de la sécrétion pancréatique, se présentent à différents degrés d'intensité.

Certaines substances introduites dans l'estomac, l'éther, par exemple, produisent une vive rougeur de l'intestin et bientôt après une sécrétion considérable du suc pancréatique. Il est d'observation que la péritonite ne tarde point à produire l'inflammation du pancréas. De ces faits et de ceux que nous avons rapportés en traitant de la pancréatite, nous pouvons conclure que, indépendamment des inflammations dont, comme tout autre organe, il est primitivement atteint, le pancréas peut participer à l'inflammation des organes voisins : estomac, duodénum, foie, rate, reins, péritoine.

Donc, il est presque certain qu'il existe une *dyspepsie duodénale symptomatique* et qui n'apparaîtrait, dit M. Corvisart, qu'à partir de la 2e ou 3e heure de la digestion.

Maintenant, quelle place occupe l'hypersécrétion pancréatique dans les diarrhées dites séreuses ? quelles altérations présente dans ce cas le pancréas ? où en sont alors ses propriétés fonctionnelles ? Ce sont là des questions que l'avenir aura à élucider.

En présence de cette extrême sensibilité du pancréas, il ne répugne pas d'admettre avec Jos. Frank, qu'il puisse être le siége d'engorgements sanguins, subir par conséquent un trouble quelconque dans ses fonctions quand par suite d'engorgement des poumons, le cœur droit restant gorgé de sang s'oppose à la déplétion de la veine cave ascendante ; — lorsque la force circulatoire se trouvant pathologiquement accrue dans le cœur et l'aorte, le pancréas reçoit consécutivement une quantité de sang plus considérable que celle qui doit lui revenir ; — lorsque par suite d'un obstacle à la circulation dans le foie, la veine-porte gorgée de sang s'oppose à la déplétion de la veine pancréatique ; — quand les viscères abdominaux ne peuvent recevoir la quantité de sang qui leur est naturellement affectée, à cause de certaines maladies ou de la compression exercée par l'utérus à l'état de gestation.

Quel que soit son mode d'action, la grossesse nous semble avoir une influence réelle sur le pancréas. Chambon de Montaux, Mondière, n'hésitent point à attribuer les vomissements aqueux ou glaireux des femmes enceintes à l'hypersécrétion pancréatique, d'où peut-être la gravité de ces vomissements quand ils persistent. Le fait de Lawrence que nous avons cité, probablement ceux de Bécourt, de Tonnellé ne permettent guère le doute, et nous-même avons observé un cas : une femme grosse de sept mois est prise de fièvre, d'inappétence et présente dans la région du pancréas une tumeur transversale, dure, résistante, douloureuse surtout à la pression. Le lendemain diarrhée abondante; la tumeur disparaît. La malade reprit ses travaux trois jours après.

D'autres causes plus générales exercent aussi sur le pancréas une action non douteuse. Les progrès de l'âge amènent, selon Canstadt, une atrophie prononcée, constante. D'après Corvisart, les saisons produisent des troubles pancréatiques au même titre que des troubles gastriques et intestinaux. Au dire de Bernard, chez les animaux malades, le suc pancréatique est plus ou moins altéré.

Et de fait, nous voyons le pancréas diversement modifié dans les grandes intoxications miasmatiques : rougeole, variole, fièvre typhoïde, fièvre jaune (1), scorbut (2), intoxication paludéenne (3), peste (4), rage (5), etc.

(1) Voyez p. 13.
(2) Lind. *Du scorbut.*
(3) Frank. *Loc. cit.*
(4) Page 22.
(5) *Supra*, p. 7 et *Arch. gén. de méd.* t. VII.

Nous avons déjà cité un fait de Schmackpfeffer qui tend à accuser l'action du mercure. On peut en rapprocher le suivant : Harless traita un étudiant qui avait une salivation abondante à la suite d'un traitement mercuriel. Cet accident diminua rapidement sous l'influence de moyens appropriés, mais en même temps il survint de la tension, de la chaleur à l'épigastre et une tuméfaction profonde. La salivation reparut avec abondance et les glandes salivaires devinrent dures et douloureuses. Presque au même moment les symptômes épigastriques éprouvèrent une notable amélioration et disparurent avant la salivation.

D'après ces faits, faut-il admettre avec Mondière une pancréatite par métastase ? « Nous pensons, dit-il, qu'il convient de ranger parmi les causes de la pancréatite les inflammations des parotides et leurs métastases..... Si des métastases ont lieu des parotides sur les testicules chez l'homme, sur les mamelles chez la femme, et d'autrefois sur d'autres organes, il n'y a pas de raison pour que le pancréas ne soit aussi quelquefois le siége de pareilles métastases; c'est ce que le docteur Roboicam a observé sur un individu qui fut pris d'une parotide volumineuse, laquelle venant à disparaître subitement, fut remplacée par une douleur assez vive et profonde située à l'épigastre ; et celle-ci, disparaissant à son tour, il survint un gonflement inflammatoire du testicule, qui lui-même fut remplacé par une parotide. »

Rapprochons de ces faits ceux déjà cités de Gelcen, de Sewal, et concluons : Y a-t-il entre l'affection de la parotide et celle du pancréas un rapport de cause à effet ? Nous ne le pensons pas; nous croyons qu'elles se produisent sous une même influence, mais une fois produites, on ne saurait nier que dans certains cas il s'établisse une sorte de balance dans l'intensité réciproque de leurs manifestations.

En outre des troubles qui se rattachent à des vices de nutrition, à l'inflammation, à ses dérivés, le pancréas peut être le siége de productions dites hétérologues, tubercules, cancers dans toutes leurs variétés, soit primitivement, soit par suite de dépôts secondaires, soit par propagation directe de lésions de même nature ayant leur point de départ dans des organes voisins.

En résumé, une foule d'influences locales, de voisinage, générales, diminuent, suspendent, suppriment, altèrent la sécrétion du pancréas chez lequel ont été observées des lésions de toutes sortes. A ces modifications d'un organe spécial correspond une dyspepsie spéciale, fréquente, importante à coup sûr, encore mal connue dans ses modifications les plus fugaces et dont nous chercherons tout à l'heure à déterminer les effets dans ce qu'ils peuvent avoir de fixe.

Ce n'est point séparément, un à un, qu'il convient d'examiner les organes, en anatomie pathologique : pour la rendre féconde, il importerait surtout d'étudier avec soin les rapports nouveaux qu'ils affectent, les modifications spéciales que ces rapports leur font subir, d'en déduire la subordination des lésions que l'on observe, de rattacher à chacune des lésions secondaires, rationnellement classées, les symptômes particuliers qu'elle détermine.

Or, le pancréas malade n'est pas seulement modifié quant à ses fonctions. Il l'est encore dans son volume, dans sa vitalité ou sa nature même. A ce double titre il devient le point de départ de lésions différentes chez les nombreux organes avec lesquels il a des rapports si intimes.

Quelle que soit l'affection dont il est atteint, le pancréas tuméfié peut exercer sur les parties voisines une compression, et les phénomènes qu'elle détermine varient et d'après le degré de la compression et d'après la nature de l'organe comprimé. Si c'est un organe plein, comme le rein, la rate, ou un organe creux, mais ayant conservé une grande mobilité, il se bornera à le déplacer. Si au contraire ce sont des organes creux, peu mobiles, surtout s'il a contracté avec eux des adhérences, on aura des lésions de canalisation qu'il importe d'examiner. Elles donnent en effet la clef d'un grand nombre de lésions secondaires et de symptômes dont sans cet examen on ne saurait se rendre compte.

La tête du pancréas est la partie de l'organe le plus directement soumise aux impressions qui modifient sa vitalité; c'est elle aussi qui est le siége le plus fréquent des affections organiques qu'il présente. On sait de plus qu'avant son abouchement au duodénum, le canal cholédoque la traverse dans une certaine étendue de son trajet. De là l'extrême fréquence du rétrécissement, de l'oblitération plus ou moins complète du conduit biliaire. Par suite de la dyscholie ainsi produite, la vésicule se distend quelquefois dans des proportions énormes, et ces conditions favorisent le développement des calculs ; le foie à son tour s'imprègne de bile, tout en conservant sa texture, et les malades sont ictériques. C'est là une des manifestations les plus constantes des affections du pancréas, ce que Rahn avait d'ailleurs très-bien remarqué et expliqué. Et si les affections chroniques du pancréas sont une cause fréquente de l'ictère chronique, ses modifications passagères ne sont-elles point la cause véritable de ce que l'on décrit sous le nom d'ictère spasmodique, idiopathique, des femmes enceintes, etc. ?

Intimement uni à la courbure du duodénum par des brides fibro-celluleuses, par ses vaisseaux et ses canaux excréteurs, la tête du pancréas l'embrasse de façon à recouvrir au moins en avant la moitié interne du canal intestinal, et est à son tour embrassée par lui à peu près de haut en bas. Sa tuméfaction amènera donc le rétrécissement, quelquefois même l'oblitération de la région pylorique. Mais l'estomac n'est point, comme la vésicule biliaire, soumis à une distension complète et continue. Sa capacité peut donc augmenter, quelquefois, d'une manière considérable, comme dans l'observation de Bobe-Moreau, mais elle peut aussi diminuer ou rester normale. Ceci est en accord complet avec les remarques de M. Lebert sur le cancer du pylore.

Dans un cas de M. A. Petit, la compression de l'estomac contre les parois abdominales par le pancréas cancéreux, qui

lui adhérait intimement, avait produit des symptômes d'é-
tranglement. La même chose peut se présenter pour l'intestin.

Le rein et la capsule surrénale gauche correspondent à la
face postérieure du pancréas. Dans un fait de Récamier, la
tumeur comprimait l'urotère gauche et le bassinet était
dilaté.

Arrivons à la compression des vaisseaux.

La compression de l'aorte abdominale contre la colonne
vertébrale peut amener le rétrécissement, puis un anévrisme
du tronc artériel, et même du ventricule gauche du
cœur.

Le tronc cœliaque qui confine à la partie supérieure du
col du pancréas qu'il sépare du lobe de Spiegel, les vaisseaux mésentériques supérieurs qui de la face postérieure
du pancréas s'insinuent sous son bord inférieur qui leur
présente souvent une échancrure au niveau de la partie
interne de la tête, les vaisseaux spléniques reçus dans
une gouttière plus ou moins profonde creusée dans toute
l'étendue du bord supérieur de la glande, la veine rénale,
la veine porte, la veine cave inférieure en rapport avec la
face postérieure et le bord supérieur au voisinage de la
tête, enfin ajoutons, pour mémoire, deux ou trois grostroncs
lymphatiques auxquels aboutisssenttous les chylifères et qui
s'engagent entre la tête du pancréas et la 2e ou la 3e portion
du duodénum; tous ces vaisseaux se trouvent dans des conditions anatomiques qui favorisent à un haut degré leur compression. En fait, elle a été signalée pour chacun d'eux, un
petit nombre de fois il est vrai, mais qu'en bonne logique
on doit généraliser. Donc :

La compression de la veine porte, ou plus généralement,
des veines intra-abdominales, explique la production fréquente de l'ascite, comme la compression de la veine cave
inférieure rend compte de l'œdème des extrémités inférieures, des quelques cas de gangrène de ces extrémités
que nous avons rapportés en leur lieu, remarque que Hesse
et Rahn avaient déjà formulée.

Le trouble que la compression de vaisseaux importants amène dans la distribution du sang artériel ou veineux aux organes abdominaux, rend compte d'une foule d'affections que nous avons rencontrées dans nos observations : infiltration séreuse ou sanguine, ramollissement et induration, atrophie et hypertrophie du foie, de la rate, du rein, de l'estomac, de l'intestin.

S'il existe un rapport fixe entre l'état particulier de ces viscères, comme leurs relations vasculaires permettent de le soupçonner, ce rapport est encore à trouver.

Le pancréas n'agit pas seulement physiquement par son volume sur les organes que nous venons d'énumérer. Considéré comme centre pathogénique, nous voyons qu'il tend à leur transmettre les affections dont il est le siége. Ainsi, l'inflammation aiguë ou chronique du pancréas, avec ou sans abcès, coexiste fréquemment avec des lésions analogues dans les parties qui l'entourent ; ainsi le cancer de la même glande tend à les envahir, ou tout au moins à produire chez elles des accidents inflammatoires dont les adhérences sont la manifestation la plus simple. Sans doute, quand des organes voisins sont atteints simultanément d'une affection de même nature, il est souvent impossible de déterminer quel est celui qui a été primitivement affecté, mais du moins leur influence réciproque reste démontrée, et sans forcer l'interprétation des faits, nous pouvons déclarer que souvent, d'une façon très-manifeste, le pancréas est le point de départ, le foyer d'où rayonne le travail pathologique.

Les faits aussi nous obligent à admettre que cette irradiation se fait selon deux modes : dans l'un, les adhérences faisant en quelque sorte de plusieurs organes une seule masse, la lésion gagne de proche en proche, les envahit en ne formant qu'un seul foyer ; c'est la propagation par continuité ; — dans l'autre, le travail inflammatoire mis en jeu se propage par l'intermédiaire du tissu cellulaire, mais il parcourt ses diverses phases séparément dans chaque organe en donnant naissance à des foyers distincts. Il y a propagation par contiguïté.

Rappelons enfin que quand l'affection du pancréas se produit sous l'influence d'un état général, d'une diathèse, les organes voisins ou éloignés peuvent présenter des lésions analogues purement concomitantes, que des affections toutes accidentelles, sans aucun rapport avec celles du pancréas, peuvent évidemment se développer. Ce sont là des complications proprement dites qui tendent à détourner l'attention de l'observateur, à masquer la marche de la maladie qui se rattache au pancréas.

De ce qui précède, et laissant de côté les simples complications, nous pouvons conclure que si le pancréas subit l'action des organes qui l'avoisinent, lui-même réagit sur eux à son tour, soit qu'il les trouble dans leurs fonctions d'une façon toute physique, soit qu'il les altère dans leur texture. Donc, s'il est souvent malade, il l'est rarement seul. A ces lésions multiples des autres organes, correspondent des symptômes multiples, lesquels viennent se confondre avec ceux qui se rattachent plus spécialement à la lésion du pancréas. De là, l'impossibilité de déterminer directement ces derniers et la nécessité de procéder à cette recherche par élimination ; c'est ce qui justifie la marche que nous avons cru devoir adopter.

II. — Symptomatologie.

La position que prend le malade, les troubles nerveux et psychiques, la fièvre, quand elle existe, et quel qu'en soit le type, ne nous fournissent aucune donnée de quelque valeur. Je dirai la même chose du diabète, dont la coexistence a été signalée un certain nombre de fois, mais sur la production duquel on ne peut démontrer, quant à présent, une action réelle de la part du pancréas. L'ictère, les hydropisies, se rattachent à des complications qu'il a pu produire,

qu'il produira fréquemment, il est vrai, mais ne lui appartiennent point en propre, et nous arrivons aux troubles qui
se rattachent plus spécialement aux organes digestifs.

Nous avons déjà dit ce que nous pensions de la valeur
symptomatique du ptyalisme, dont de Polinière, Mondière
surtout, ont voulu faire le signe caractéristique des affections du pancréas. Bien que l'analogie de structure de cette
glande et des glandes salivaires, leur prétendue similitude
physiologique aient dû attirer l'attention sur ce symptôme,
il n'est guère signalé que dans une dizaine de cas tout au
plus, et dans plusieurs d'entre eux on peut invoquer l'action d'une cause générale se manifestant à la fois sur tout
le système glandulaire. Que dans certains cas l'activité se-
crétoire de ces organes se balance, il n'y a rien là qui doive
surprendre et la chose est possible ; mais quoi qu'il en soit,
la salivation ne se présente à nous qu'avec une signification fort restreinte.

Je dirai la même chose du pyrosis, sur lequel Mondière a
très-particulièrement et très-longuement insisté. Loin d'ê-
tre caractéristique des affections du pancréas, il n'en est
qu'une des manifestations les plus rares. Rien même n'au-
torise à l'y rattacher.

Les troubles digestifs vagues, soif, nausées, éructations,
anorexie, etc. ; les vomissements, qu'ils soient rares ou fréquents, qu'ils existent vers le commencement de la maladie ou surviennent seulement vers la fin ; les évacuations
alvines, qu'il y ait constipation ou diarrhée, soit alternativement, soit successivement ; les matières rendues elles-
mêmes, bile ou mucosités, sang ou matière noire, qu'elles
conservent jusqu'à la fin leur caractère primitif ou présentent diverses combinaisons : tous ces symptômes se présentent avec les mêmes variétés quand les organes sont atteints en dehors du pancréas, ils sont d'autant moins caractéristiques qu'ils peuvent manquer dans nombre de cas
où le pancréas est malade, et l'on peut dire qu'ils se rattachent aux lésions des autres organes, lésions dont le pan-

créas peut être le point de départ, mais qui ne se rapportent pas directement à lui même.

Y contribue-t-il pour quelque chose? cela est possible,
certain même pour quelques cas, mais dans l'état actuel de
nos connaissances, il est impossible de rien énoncer de
précis à cet égard, et, pour ne point aller au-delà des
faits, nous devons nous borner à dire, qu'en règle générale :

La persistance des vomissements donne à penser qu'il y
a oblitération plus ou moins complète de l'orifice inférieur
de l'estomac ;

Que les vomissements de mucosités ou de bile indiquent
la gastrite ou le cancer de l'estomac à son début ;

Que la diarrhée se lie particulièrement à l'entérite ;

Que la décoloration des fèces n'indique rien autre chose
que l'absence de la bile ;

Que les évacuations buccales ou rectales de sang, de matière noire, se rattachent aux hémorrhagies essentielles,
aux ulcérations simples ou cancéreuses de l'estomac ou des
intestins.

Puisque ni les troubles digestifs vagues, ni le rhythme des
évacuations, ni les liquides pathologiques évacués ne nous
fournissent de caractères fixes, précis, en rapport avec l'é-
tat du pancréas, c'est aux modifications subies par les matières ingérées qu'il faut nous adresser.

Chez les animaux auxquels il avait détruit le pancréas,
M. Bernard retrouvait dans les matières fécales, non-seule-
ment les matières grasses, mais encore des pommes de
terre non digérées, ayant conservé leur aspect, se colorant
en bleu avec l'iode ; une petite quantité de fécule avait été
digérée, puisque l'on retrouvait de la glycose dans le liquide
intestinal

Les aliments azotés n'avaient aussi subi qu'un commencement de digestion très-imparfaite, et l'on retrouvait dans
les excréments des morceaux de viande, de tripes, de tén-
dons, de cartillages peu altérés.

Chez l'homme, la non-digestion des aliments albuminoïdes et féculents doit être plus difficile à observer, parce que ces matières ont déjà été profondément modifiées par les préparations culinaires. D'ailleurs les observateurs se sont bornés à mentionner l'état des excréments, se préoccupant peu de leur nature, même apparente. Une seule observation, celle de M. Destrez, constate que les matières étaient rendues mal digérées peu après le repas.

Dans le cancer de l'estomac, Lebert a remarqué que les selles, ordinairement homogènes, ont présenté chez quelques malades des aliments très-peu élaborés par la digestion, surtout lorsque le pylore était largement ouvert. La présence des aliments dans les évacuations indique donc tout aussi bien l'insuffisance de la digestion stomacale, et c'est pourquoi nous n'attribuons pas non plus une grande valeur pathognomonique aux vomissements d'aliments à peine altérés, constatés dans un certain nombre de faits.

La digestion des graisses étant beaucoup plus nettement localisée, prend une signification plus précise.

Vomissements graisseux. — Les vomissements ne nous fournissent que peu de données pour le point de vue auquel nous nous plaçons. Nous devons faire remarquer pourtant que dans un cas de tubercules du pancréas, Harless, dans deux cas de cancer, Laennec et le docteur Ad. Henrot, ont vu les aliments gras provoquer les vomissements, tandis que les aliments maigres n'amenaient point les mêmes accidents. Dans un cas un peu moins explicite de Leroux, il est dit que les féculents seuls n'étaient point rejetés. Enfin, doit-on considérer comme de la graisse cette substance d'apparence albumineuse, quelquefois concrète, que Tacheron a observée au milieu des aliments que vomissait une femme de 64 ans, atteinte d'un cancer du pancréas?

Ces faits n'étaient point sans précédents dans la science, et avaient préoccupé les observateurs d'un autre temps. Nous n'en citerons que quelques-uns : d'après Detharding (1), un homme vomit une masse de graisse solide de la grosseur d'un œuf. Schultz (2) prétend avoir connu beaucoup d'hypochondriaques (on sait ce que l'on entendait par là) qui, quoique s'abstenant d'aliments gras, vomirent avec soulagement, à divers intervalles, une matière grasse, concrète, se liquéfiant par la chaleur, brûlant au feu, avec un liquide mucilagineux insipide, parfois acide ou amer. Un malade de Frank (3), hypochondriaque, présentant les symptômes des calculs biliaires, non ictérique, chez lequel l'examen du ventre ne dénonçait aucune affection des organes abdominaux, était atteint de vomissements par lesquels était rendue une grande quantité d'adipocire que l'on rapporta à une modification particulière de la bile. On trouvera un certain nombre de faits semblables dans les actes de l'Académie des curieux de la nature, et nous ne pousserons pas plus loin cette énumération.

Stéarrhée. — Les matières fécales contiennent ordinairement une certaine quantité de graisse non altérée, mais dans certains cas on en trouve une quantité considérable. Hufeland donna à cet écoulement anormal, depuis longtemps signalé, le nom de stéarrhée.

Brigth était arrivé par exclusion, et sous toutes réserves, à présenter la stéarrhée comme un symptôme propre aux affections du pancréas, et, douze ans auparavant, Kuntzmann avait déjà fait le même rapprochement. M. Moyse, qui a réuni et coordonné dix-huit des faits que nous allons citer, et M. Bernard, en la déclarant signe pathognomonique, y voyaient la preuve de l'action digestive spéciale du suc pancréatique, et ces faits semblaient d'autant plus péremptoires qu'ils avaient devancé la théorie physiologique.

<hr>

(1) *Miscell. cur. nat.*, déc. 3, an 7 et 8, app., p. 71.
(2) *De vomitu butyri liquidi*, Ibid. dec. 1, an 3, 1672, p. 276.
(3) Jos. Frank, t. v, p. 482.

La question nous paraît plus complexe, et son impor-
tance nous fera pardonner les développements dans lesquels nous croyons devoir entrer.

Aux dix-huit faits cités par M. Moyse, j'en ai réuni quinze autres, que nous allons analyser, dans lesquels les fèces contenaient de la graisse.

Mais d'abord, il faut éliminer ceux de Pujol, de Mérat, de Mojon (1), celui de Rivière (2), l'un de ceux de Babington dans lesquels la stéarrhée était la conséquence évidente de l'ingestion exagérée d'une substance grasse. — Moi-même j'ai fait prendre à un homme bien portant, et sans rien changer à son régime habituel, 100 grammes d'huile d'olive. Il en résulta trois selles liquides qui contenaient une substance huileuse.

Nous devons donc admettre une stéarrhée normale qui dépend exclusivement de la surabondance de l'alimentation graisseuse.

Quelles en sont les limites? C'est là un point important, et qui, avant tout, devrait être éclairci. Il faudrait déterminer, si je puis ainsi dire, la capacité digestive du pancréas et les variations qu'elle présente, rechercher si, quand on augmente la quantité de graisses qu'un animal digère en vingt-quatre heures, par exemple, tout est absorbé, ou si une partie échappe à la digestion.

Ces recherches quantitatives faites par M. Corvisart, en ce qui concerne les aliments albuminoïdes, ne l'ont point été pour les aliments gras. M. Bernard s'est contenté de soumettre un chien bien portant au régime de ceux auxquels il avait détruit le pancréas; les fèces contenaient de la graisse chez ceux-ci, et non chez celui-là. La démonstration n'était point suffisante, puisqu'un chat bien portant, nourri pendant deux ou trois jours avec de la graisse pure, en avait dans le cœcum et jusque dans le gros intestin. La graisse n'est donc point digérée en toutes proportions, et la proportion reste à déterminer.

(1) Cités par Faucouneau-Dufresne, *loc. cit.*, p. 361.
(2) *Observat. medicæ*, 1659.

Restent donc vingt-huit faits que l'on peut rapporter à la stéarrhée pathologique (1). En les résumant nous trouvons les données suivantes :

La graisse peut, à la sortie de l'intestin, se présenter à l'état solide, à l'état liquide, sous ces deux états à la fois. Dans quatorze observations l'état n'est pas mentionné.

Quoi qu'il en soit, elle présente les caractères généraux des graisses, se concrète par le froid, se liquéfie sous l'influence de la chaleur, brûle au feu, etc. ; en un mot, ne paraît pas altérée.

Elle s'écoule isolément ou avec les matières fécales, que celles-ci soient solides ou liquides ; dans neuf cas elles étaient décolorées.

L'évacuation a lieu sans douleur ou avec douleur. Elle s'est manisfestée chaque jour ou avec des rémittences, et a duré de une semaine à un ou deux ans ; dans le cas de Kuntzmann, trente ans.

Sa quantité quotidienne, notée dans quatre observations, a varié de une à neuf onces. Quatre autres se bornent à dire qu'elle était considérable.

Ces malades avaient en même temps des douleurs dans

---

(1) F. de Hilden opera, 1641. — Mœbius fundam. med. phys., 1664. — Moellenbroch, Eph. cur. nat., 1671. — Clauderius, ibid., dec. 1, an 7. — Lentilius, ibid., dec. 2 au 2. — Albrecht, ibid., 1730. — Tulpius, obs. med. rar., 1652. — Stalpart van der Viel, obs. rar., 1727. — Haller, Elem. phys., t. 6. — Scott, Duncan, med. comm., t. 4, 1777. — Arnott, Edinb. med. essays, t. 5, 1752. — Babington, phil. trans., 1813. — Kuntzmann, journal de Hufeland, 1821. — Elliotson, med. chir. trans., 1833. — Turner, Pearson, Prout, Lloyd, ibid. — Lussana, cité par Eisenmann. — Brigth, Arch. gén. de méd., 1834 et 1847. — Gross, ibid., 1849. — Clanck, ibid. 1854. — De la Tremblaye, Soc. de méd. d'Indre-et Loire, 1852. — Roques, Soc. méd. d'obs. 1857.

Voir notre mémoire : *De l'indigestion des graisses considérée spécialement au point de vue des affections du pancréas.* (Acad. des sciences, 16 juillet 1860 et *Gaz. des hôp.*, 2 et 4 octobre).

la région du foie, des coliques ; un était diabétique et six ictériques.

Dans cinq cas, les malades ont guéri, celui de Haller, par l'expulsion d'un calcul biliaire. Dans sept, l'issue n'est pas signalée. Enfin, seize sont morts.

Sur ses seize observations, trois ne signalent que le marasme, qui se trouve encore mentionné dans six autres. Une fois l'intestin était épaissi et ulcéré. Dans un cas le foie était volumineux, la vésicule contenait de la bile ; dans un autre il était malade, la lésion restant indéterminée. Dans cinq cas les conduits pancréatique et cholédoque étaient oblitérés, soit par un squirrhe, soit par des calculs du pancréas. Dans un cas de Brigth, le pancréas étant cancéreux, le canal cholédoque était encore perméable. L'oblitération du conduit pancréatique est seule indiquée dans trois cas. Dans celui de M. de la Tremblaye enfin, le pancréas, l'estomac, le duodénum étaient enflammés, le foie était sain.

Une difficulté se présente : les faits de Kuntzmann, de Brigth, celui de Gross surtout, nous montrent la stéarrhée se produisant quand les malades ingéraient de la graisse, et disparaissant après trente-quatre heures d'abstinence de cette substance. La même raison peut bien expliquer à la rigueur les intermittences quelquefois prolongées, que quelques auteurs, Eisenmann (1) entre autres, ont opposé à la théorie physiologique, intermittence signalée dans des cas où le pancréas était tellement malade que sa fonction était impossible. Mais que dire du fait de Clarck, dans lequel les modifications de régime ne purent arrêter la présence de la graisse qui s'élevait jusqu'à huit ou neuf onces ? Comment expliquer les cas dans lesquels la quantité de graisse rejetée est notablement supérieure à celle qu'ont pu introduire les aliments ? Faut-il rejeter comme inexactes les évaluations des observateurs ? Faut-il admettre que la graisse depuis longtemps ingérée a pu séjourner, s'accumu-

(1) *Gaz. méd. de Paris*, 1851.

ler dans le tube digestif? Faut-il admettre qu'une partie du moins est fournie par la cholestérine, alors que l'écoulement de la bile est le plus souvent empêché? Faut-il, avec Morgagni (1), la faire provenir de la couche sous-muqueuse de l'intestin ulcéré? Aucune de ces solutions n'est satisfaisante, et il y a là une inconnue à dégager.

La stéarrhée a-t-elle été observée, le pancréas étant sain? — Les faits de Pearson et de Prout ne mentionnent, il est vrai, aucune altération du pancréas, mais peut-être n'a-t-il point été examiné avec le soin nécessaire. La rétention de la bile, signalée dans deux de ces observations, et qui est la conséquence fréquente des moindres altérations de cet organe, permet du moins de soupçonner qu'il y avait là quelque chose. Des faits aussi incomplets ne sauraient légitimer une conclusion positive.

A-t-elle manqué, le pancréas étant malade? — A l'autopsie d'un homme de 35 ans, mort dans le marasme. Hull trouva le pancréas presque détruit par la compression que déterminaient deux tumeurs abdominales. Les conduits biliaire et pancréatique étaient distendus et *presque* oblitérés à leur insertion ; le duodénum commençait à s'altérer. Hull fut *informé* que l'on n'avait point vu de matière grasse dans les fèces. Il est évident que ce fait est sans valeur. L'examen des matières fécales n'a point été assez attentif pour que l'on puisse nier la présence de la graisse, et cette observation rentre dans la longue série de celles dans lesquelles ce symptôme n'a été ni indiqué ni cherché.

D'après M. Bernard, M. Fearnside cite plusieurs cas de *maladies aiguës* du pancréas dans lesquelles la stéarrhée ne s'est point présentée « ce qui peut jusqu'à un certain point s'expliquer, dit M. Bernard, par l'abstinence d'aliments, et partant par la non-ingestion de substance grasse dans l'intestin. » En l'absence de renseignements précis sur le régime auquel étaient soumis les malades, cet argu-

______

(1) Epist. xxxi, 17.

ment n'est pas sans valeur, et nous l'avons admis tout à l'heure pour expliquer les intermittences.

La stéarrhée est-elle la conséquence de la suppression, de la diminution du liquide pancréatique, ou de celle de la bile, comme M. Longet (1) paraît disposé è le croire? La solidarité dans l'excrétion de l'un et l'autre de ces liquides couvre la solution de cette question d'une obscurité que les faits et les expériences connus nous semblent impuissants à dissiper. C'est là un point sur lequel il faut insister, et dont les conséquences paraissent avoir échappé aux expérimentateurs.

Nous l'avons établi : les moindres lésions de l'extrémité droite du pancréas entraînent la dyscholie, et si dans un cas de Brigth il est dit que le canal cholédoque était encore perméable, j'avoue que ce fait unique me touche peu; et d'autres observations nous mettent en garde contre les conséquences que l'on en pourrait tirer. C'est ainsi que dans celle de M. Rostan le canal cholédoque isolé laissait écouler la bile ; quand il était en rapport avec la tête hypertrophiée du pancréas, l'écoulement ne pouvait avoir lieu.

D'autre part, et pour la même raison, l'existence constatée de la dyscholie, la présence d'un calcul dans les voies biliaires, et en même temps le silence des observateurs sur l'état du pancréas, l'affirmation même qu'il était sain, ne sauraient démontrer que des déjections graisseuses sont en rapport avec la suppression de l'afflux de la bile exclusivement. Ainsi, dans le cas de Haller, un calcul engagé dans le canal cholédoque devait produire en même temps l'oblitération du canal de Wirsung. Il ne faut jamais oublier les lésions de rapports.

Ces notions présentent, au point de vue de la physiologie expérimentale, une haute importance. Si les lésions du pancréas intéressent en même temps, sur l'animal vivant, le canal cholédoque, et réciproquement, si l'afflux de la bile

____

(1) Longet, *Phys.*, t. 1, *Digestion*, p. 265. 1857.

et du liquide pancréatique se trouve à la fois empêché, il
n'est plus permis de rien conclure des expériences insti-
tuées par Schellbach, par Bidder et Schmidt pour prouver
que le détournement de la bile empêche la digestion des
corps gras. Il en est de même de celles de M. Bernard, la
ligature des conduits pancréatiques, les injections pour établir la même chose au profit du liquide pancréatique exclusivement, et le problème reste non résolu, pour ne pas dire
insoluble.

Ceci, avons-nous dit, est resté inaperçu. Un fait pourtant, la décoloration des fèces, aurait dû attirer l'attention,
mais M. Bernard l'explique ainsi : « Il est remarquable que
la bile ne colore que les matières en jaune très-clair, tandis
qu'avec le suc pancréatique la bile prend une teinte très-
brune. Le suc pancréatique contribue donc indirectement à
la coloration des matières fécales. Dans l'ictère les matières
sont aussi colorées, mais par une cause inverse (p. 115). »
L'interprétation me paraît erronée et cette décoloration des
fèces ne démontre qu'une chose, la coexistence de la dyscholie.

Si les selles deviennent graisseuses dans le cancer du
pancréas, dit Sappey (1), ce n'est pas seulement parce que
le suc pancréatique cesse d'être sécrété, mais aussi parce
que les graisses cessent d'être absorbées. Ses dégénérescences ayant pour effet de comprimer les gros troncs lymphatiques et de s'opposer au passage du chyle dans le canal
thoracique, il suit de là que les matières grasses resteront
dans l'intestin et se mêleront aux selles. C'est là un nouveau côté de la question qu'il faudra étudier.

Il est clair que cette stéarrhée par défaut d'absorption de-
vra se traduire par le rejet de la graisse à l'état d'émulsion.
C'est ce que Aran a rencontré dans un cas (supra p. 26).
Ce fait se trouverait ainsi expliqué.

L'*inanitiation*, le *marasme*, sont la conséquence ultime de
ces vices de digestion et se trouvent mentionnés dans la

______

(1) *Anat. desc.*, t. iii, p. 241.

plupart des observations. C'est là en réalité le fait général, selon Pemberton, l'émaciation serait plus prononcée, aurait une marche plus rapide chez les malades atteints d'affections du pancréas que dans toute autre circonstance, ce qui constitue un nouvel argument en faveur de la non-digestion des graisses.

Mais M. Longet oppose cinq observations de maladies profondes de la glande chez des sujets qui avaient conservé un embonpoint plus ou moins marqué, observations empruntées à Casper, Greisel, Abercrombie, de Haen, Dawidoff. On peut y ajouter celle de Harthmann, de Tacheron, bien que l'on puisse objecter à cette dernière que le cancer n'occupait que la queue du pancréas et que la fonction du reste de la glande n'était point empêchée.

Si le petit nombre de ces faits semble devoir les faire reléguer parmi les exceptions inexpliquées qui ne sauraient infirmer la règle générale, il importe cependant de faire remarquer que ceux de d'Abercrombie, de Casper, appartiennent à la catégorie des cas rares dans lesquels le pancréas était isolément malade.

En résumé, à l'aide des matériaux dont nous pouvions disposer, nous avons cherché à préciser les caractères de la dyspepsie spéciale aux affections du pancréas ; nous avons dit que la digestion des aliments albuminoïdes et féculents, s'exerçant sur une large surface, leur non-digestion n'avait rien de bien nettement caractéristique. Nous avons étudié la non-digestion des corps gras, essayé de déterminer la façon dont elle se manifeste, spécialement le rejet de la matière non digérée par les vomissements et les selles, signalé les causes d'erreur.

Malgré certaines apparences contradictoires, aucun fait ne démontre péremptoirement que ce rejet, à l'état pathologique, ait lieu d'une façon suivie quand le pancréas est intact, qu'il fasse défaut quand l'organe est malade ; mais la solidarité d'action du foie et du pancréas ne permet point de déterminer ni quelle est la sécrétion alors modifiée, ni surtout quelle part revient spécialement à l'un ou à l'autre de ces liquides. Donc, en clinique, si la non-digestion des graisses, dont la stéarrhée est la manifestation la plus évidente, ne peut être considérée comme le réactif des affections du pancréas, elle reste néanmoins un symptôme d'une grande valeur; mais dans l'état actuel des choses, elle ne saurait indiquer pour nous qu'un trouble dans la digestion duodénale, conséquence d'une altération dans la sécrétion biliaire ou pancréatique.

Il n'y a plus qu'à constater directement l'état de l'organe par la palpation ou la percussion.

Percussion: — M. Piorry avait annoncé, dès 1853, des recherches pléssimétriques sur le pancréas. Elles viennent seulement d'être publiées (1). En voici le résumé :

Comme il est à peu près impossible d'explorer par le plessimétrisme le pancréas en avant et par l'abdomen, il l'étudie par la région dorso-lombaire, le malade debout ou appuyé sur les genoux et les coudes.

En avant, en haut, en bas, à chacune de ses extrémités, le pancréas est en rapport avec des viscères creux contenant ordinairement des gaz. Formé d'acini en grappes et contenant un liquide, il offre une densité marquée, une résistance malaxique distincte de l'élasticité des viscères qui l'entourent. Ces circonstances expliquent comment cette glande offre des caractères plessimétriques si différents de ceux des organes voisins et qui le sont plus encore alors que le malade étant couché sur le ventre, les fluides élastiques s'élèvent nécessairement vers la paroi postérieure des viscères creux qui touchent à la région dorso-lombaire.

M. Piorry applique sur la peau un emplâtre diachylon sur lequel il percute et trace les dessins plessimétriques.

On suit une première ligne verticale qui correspond au sommet des apophyses épineuses, et l'on cherche au niveau des premières vertèbres lombaires. C'est dans l'étendue de 3 centimètres et quelques millimètres que d'or-

____

(1) *Courrier med.*, 24 fév. et 3 mars 1866.

dinaire on trouve facilement les sons et le tact propres au pancréas qu'on limite facilement en haut et en bas sur la région lombaire de la colonne vertébrale.

Tirant alors une 2e et une 3e ligne verticale, l'une à droite, l'autre à gauche du corps des apophyses transverses des lombes, on percute de haut en bas sur le trajet de ces mêmes lignes, guidé que l'on est par la limite supérieure et inférieure du pancréas, telle qu'elle a été tracée sur la ligne médiane. On constate tout d'abord de chaque côté du rachis la matité pancréatique dont on marque les rebords. L'espace compris entre le tracé supérieur et inférieur, est à droite de 4, 5, 6 millimètres plus large qu'à gauche.

Alors on indique une 4e ligne qui traverse l'espace précédent, et percutant en suivant cette direction, on parvient facilement à saisir et à marquer avec le crayon les points où commence et ceux où finit la glande pancréatique.

Dès lors, on n'a plus qu'a circonscrire par le tact les sons plessimétriques, à l'aide du tracé, toute la circonscription du pancréas, et de cette façon on obtient avec exactitude la forme et le volume de l'organe. Quant à sa densité, c'est par le son plus ou moins sclérosique ou malaxique obtenu profondément dans toute l'étendue ou dans quelques parties de la glande, que l'on pourrait en juger.

Le pancréas ainsi étudié plessimétriquement (1), présente en général chez l'adulte une longueur de 11 à 13 ou 14 centimètres; il dépasse moins le corps des vertèbres du côté droit qu'il ne le fait à gauche; il est un peu moins épais qu'il n'offre de hauteur. Celle-ci, toujours étudiée plessimétriquement, varie à droite de 2 centimètres 5 millim. à un peu plus de 3 centim., tandis qu'à gauche du rachis on lui trouve 2 centim. à 26 millim. Les rapports de la tête du pancréas avec le duodénum sont très-propres à faire re-

---

(1) En comparant les dimensions plessimétriques aux dimensions réelles, indiquées par les anatomistes, on remarquera que les premières sont notablement inférieures aux secondes. C'est là un point dont il faudra sérieusement tenir compte.

connaître, par le médio-percussien le siége de cet intestin.

M. Piorry s'est proposé de rechercher si, dans telle ou telle circonstance morbide, le pancréas varie de forme, de volume, de rapport, de densité. C'était là une étude très-médicale que nul plus que lui n'était apte à mener à bonne fin, qui pouvait contrôler les faits que l'induction nous a permis de prévoir, qui doit être reprise et poursuivie. Ses études, qui portent sur 29 sujets, tendent à établir que la forme et le volume du pancréas ne sont point dans un rapport fixe avec la manière dont la digestion s'accomplit, avec l'énergie de la constitution, avec la gravité et la nature de la maladie, c'est-à-dire qu'elles ne prouvent rien que l'anatomie pathologique n'ait mieux prouvé. J'ajoute qu'elles ne pouvaient rien prouver. Que conclure, en effet, de l'examen de malades atteints de chlorose, de névralgie, d'hystérie, d'arthrite, de variole? Il fallait au moins s'adresser à des affections des voies digestives.

M. Piorry, qui ne paraît point avoir rencontré de lésions du pancréas, annonce que la plupart de celles dont il pourrait être le siége ne seraient point accessibles au plessimétrisme. C'est là une proposition contre laquelle proteste énergiquement ce qu'il vient de dire. Un procédé d'exploration qui permet de préciser la forme, le volume, les rapports, même la densité d'un organe, permet aussi d'en apprécier les variations et donne ce que l'on est en droit de lui demander.

Nous croyons donc la percussion appelée à rendre de grands services, à tenir une large place dans le diagnostic, mais celle de la région abdominale ne doit point non plus être négligéée.

Palpation. — On ne saurait mettre trop de soins dans le palper, opération des plus délicates quand il ne s'agit pas de constater des tumeurs très-manifestes. Il faut examiner le malade dans des positions différentes, couché sur le dos, ou alternativement sur l'un ou l'autre côté, les parois abdominales relâchées autant que possible afin de ne pas confondre les muscles droits avec une résistance morbide. Il faut toujours, aussi, comparer les points correspondants de chaque côté de la ligne médiane et, enfin, répéter l'exploration à des heures plus ou moins éloignées des repas, l'état de distension de l'estomac pouvant troubler les résultats.

On doit, par le palper, chercher à apprécier la situation, la mobilité, la forme, l'étendue, la consistance, les rapports du pancréas.

J'avais avancé, dans ma thèse inaugurale, que l'estomac se trouvant plus bas que d'habitude, la face antérieure du pancréas devenait contiguë à la paroi abdominale antérieure, à travers laquelle on pouvait l'explorer. M. Sappey déclare cette assertion inexacte. Selon lui, lorsque l'estomac, par suite de sa rétraction, de son abaissement, laisse une partie de la glande à découvert, le lobe gauche du foie prend sa place et s'applique sur le corps glanduleux, qui échappe ainsi à tout examen direct.

Ceci est trop général et, comme M. Verneuil, j'ai pu constater, exceptionnellement peut-être, ce que M. Sappey a vainement cherché.

D'ailleurs il ne faut point oublier que l'état pathologique modifie singulièrement les rapports normaux, que les tumeurs du pancréas tendent à s'épanouir en avant où elles éprouvent moins de résistance, et à s'insinuer entre les organes mobiles qui les recouvrent dans ce sens. La situation donnée aux malades (1), les procédés d'exploration, des pressions méthodiques, la rétraction de l'estomac (2), quel-

(1) Femme de 68 ans. Ictère pendant deux mois, amaigrissement très-rapide, gonflement du foie, tumeur molle, fluctuante, due probablement à la dilatation de la vésicule. Tumeur oblongue très-douloureuse à la pression, transversalement dirigée d'un hypochondre à l'autre, facile à percevoir, surtout quand on fait coucher la malade sur le côté droit.

(2) Homme de 65 ans. Tumeur du volume et de la forme d'un œuf de poule, en contact immédiat avec l paroi abdominale anté-

quefois un effort, une forte inspiration peuvent les rendre saillantes, et la maigreur extrême de certains sujets favorise singulièrement l'examen (1).

Par contre, l'ascite, la distension du côlon, de l'estomac, par des gaz ou des matières fécales, les dégénérescences ou l'état graisseux de l'épiploon, les modifications sus-indiquées des organes voisins tendent à rendre l'exploration négative, même pour des tumeurs volumineuses ; d'où il suit :

Que la non-constatation d'une tumeur ne permet point d'une manière absolue d'en nier l'existence;

Qu'il faut déterminer avec soin l'état des organes circonvoisins par la palpation et la percussion, afin de les isoler du pancréas (2);

rieure, à certains moments, difficilement perceptible à d'autres, surtout après le repas, se manifestant toujours à gauche de l'ombilic, mais à une distance variable.

(1) Chez un de mes malades, vu aussi par les docteurs Galliet, de Reims, et Marc, de Laval, et qui, dans les derniers temps surtout, était d'une maigreur extrême, on pouvait comprimer contre la colonne vertébrale et embrasser avec la main presque dans sa totalité une tumeur sphéroïde, sans bosselures, peu douloureuse, suivant alors la pulsation des artères, et sentir le reste du pancréas à droite et à gauche. Il s'agissait d'une tumeur probablement tuberculeuse de la partie moyenne de la glande. L'appétit se conserva presque intact jusqu'à la fin. Rien dans les poumons, rien dans les autres organes, pas d'ictère. Les selles devinrent sanguinolentes dans la dernière période de la maladie. La stéarrhée ne put être suffisamment constatée.

(2) Fille de 30 ans. Teint terreux, non ictérique, ascitique depuis plusieurs années. Après les ponctions que, dans les derniers temps, il fallait renouveler chaque mois, on pouvait constater les graves désordres qui existaient dans l'abdomen. Tumeur dans la région de l'ovaire gauche. Dans toute l'étendue du pancréas, tumeur volumineuse à bord tranchant en avant, s'élargissant à mesure que l'on avançait vers la profondeur, se prolongeant jusqu'aux fausses côtes droites. La forme aurait pu la faire prendre pour le bord tran-

Que la tumeur est souvent accessible au toucher. On peut constater alors que, variable selon les cas, quant à sa forme, son étendue, sa consistance, sa situation précise, elle est en général peu mobile, se prolonge profondément, présente quelquefois des pulsations isochrones aux mouvements du cœur, pulsations produites par l'artère splénique qu'elle englobe, plus souvent communiquées par les artères voisines, auquel cas la pression, même le coucher sur le dos peuvent la rendre plus facile à percevoir, permettre même de constater un bruit de souffle au voisinage de la lésion. La tumeur peut être indolore, même à la pression, mais elle est le plus souvent douloureuse.

La douleur elle-même, très-variable quant à sa modalité et qui peut se manifester sans qu'il y ait de tumeur appréciable, est un des signes les plus fréquents, mais aussi des moins caractéristiques. Elle siége à l'épigastre ou à la région lombaire, soit qu'elle y reste bornée, soit qu'elle s'irradie de là vers les hypochondres.

En résumant ce qui précède, nous arrivons au diagnostic.

III. — DIAGNOSTIC.

Dans toutes les affections des voies digestives, l'observateur doit porter avec soin son attention sur l'état du pancréas.

S'il est souvent influencé par l'état des organes voisins, il agit sur eux à son tour, soit en leur communiquant par irradiation ou par contact l'affection dont il est le siége, soit en déterminant des lésions de canalisation avec leurs conséquences.

chant du foie très-développé ; mais à droite de la tumeur, le palper, la percussion permettaient de percevoir un espace sans engorgement, sans matité, et puis le foie atrophié pouvait être limité dans l'hypochondre. (Extrait de mes notes.)

Le pancréas est donc rarement seul malade, même quand il l'est primitivement,

Les lésions concomitantes qu'il tient sous sa dépendance peuvent égarer le diagnostic, mais elles peuvent aussi l'éclairer en donnant lieu à des symptômes secondaires, qui, comme l'ictère des hydropisies, prennent par leur fréquence, par leur ensemble une valeur diagnostique réelle.

Le ptyalisme, les troubles digestifs vagues, généraux, le marasme même, la douleur locale n'ont point de signification précise. Il faut s'adresser aux modifications subies par les aliments ingérés.

La non-digestion des aliments albuminoïdes ou amylacés indiquant une insuffisance de la digestion stomacale ou intestinale aussi bien que de la digestion pancréatique, n'a qu'une valeur relative.

La non-digestion des aliments gras, se manifestant par les vomissements, surtout par la stéarrhée bien constatée, prend une signification beaucoup plus tranchée, mais n'indique encore qu'un vice dans la digestion duodénale.

La suppresion de l'écoulement de l'un des liquides entraînant la suppression de l'autre, pour déterminer si le pancréas est malade, il faut procéder à l'examen direct par le palper, par la percussion abdominale et lombaire.

Le pancréas est aussi nettement accessible à ces moyens d'exploration que les autres organes abdominaux.

Donc, pas de signe absolu, certain, réellement pathognomonique, mais en tenant compte de leur ensemble il est possible d'arriver à un diagnostic précis.

J'insiste sur cette nécessité de tenir grand compte de l'ensemble des caractères. En agissant autremeut, surtout s'il y a quelque complication, si des symptômes importants sont masqués ou font défaut, des *erreurs de diagnostic* peuvent être et ont été souvent commises. Nous devons donc dire un mot des affections qui peuvent simuler ou dissimuler celles du pancréas.

Le marasme accompagné d'un catarrhe bronchique a simulé la phthisie chez une jeune femme atteinte d'un cancer du pancréas, mais dont les poumons ne contenaient pas de tubercules (Laennec). Plusieurs observations, dans lesquelles nous avons noté la coexistence d'accidents pulmonaires, auraient pu donner lieu à la même méprise.

La lombalgie a pu faire croire à une néphrite simple ou calculeuse, et cette erreur a été commise par Récamier. Ribes raconte qu'à l'ouverture de plusieurs sujets qui avaient présenté des symptômes de néphrite, on trouva des abcès ou des squirrhes du pancréas, alors qu'il n'y avait rien dans les reins (1). Chopart avait fait la même remarque ; mais il faut rappeler que dans certains cas les reins se trouvent diversement lésés.

L'ictère, la dilatation de la vésicule biliaire avec œdème du foie, peuvent faire diagnostiquer une affection de cet organe, laquelle, dans ce cas, n'est que secondaire.

La dilatation de l'estomac, une fois constatée, il faut rechercher si elle est essentielle, due à une tumeur du pylore, ou si elle se rattache à une lésion du pancréas.

La douleur épigastrique s'accompagnant de quelques troubles digestifs peut simuler la gastrite, l'ulcère chronique de l'estomac, le cancer de cet organe à son début, ces mêmes affections à une époque plus avancée de leur développement, quand viennent se joindre les vomissements et les déjections noirâtres.

La tumeur pourrait être rapportée au pylore, à la grande courbure de l'estomac, au côlon transverse ; mais en laissant de côté tous autres caractères, autant l'ictère et les hydropisies se présentent fréquemment dans les affections du pancréas, autant ces épiphénomènes sont rares dans celles de ces organes. Les hydropisies, très-rarement l'ictère, se rencontrent avec les tumeurs du péritoine ou des glandes mésentériques. Une tumeur due au prolongement du foie, montre de l'engorgement au palper, de la matité à la percussion sans solution de continuité. La distinction sera beaucoup plus difficile pour une tumeur du duodénum.

(1) Thèses de Paris, 1834, n° 152.

Ajoutons que chez le malade de M. A. Petit, la tumeur du pancréas avait simulé ou plutôt déterminé une hernie de la ligne blanche.

Enfin, la stéarrhée physiologique peut être attribuée à un état morbide.

Il me suffit d'avoir indiqué ces causes d'erreur. Je ne veux point, sous prétexte de diagnostic différentiel, reproduire ce que d'autres ont dit et bien dit sur ces affections, ce serait étendre démesurément ce travail, sans profit pour la science ni pour personne. Que l'on rapproche ce qu'ont écrit, à propos de la diagnose des affections des organes abdominaux, Lebert et Valleix, de ce que nous avons dit de celles du pancréas, et la sagacité du lecteur fera le reste.

Un dernier problème reste à résoudre. Le pancréas étant malade, de quelle affection est-il atteint? C'est ici surtout que nous avons lieu de regretter le laconisme des observations et, par suite, les si nombreuses lacunes du tableau que nous avons pu tracer pour chacune de ses affections. C'est sur ce champ que l'expérience clinique générale de l'observateur devra se donner carrière. La marche plus ou moins rapide de la maladie, la nature des complications, les caractères particuliers de la tumeur, l'état général : tels sont les éléments que l'on devra mettre en œuvre pour arriver à une solution.

IV. — TRAITEMENT.

Modifier l'état général; — s'attacher à détruire les complications; — pallier les symptômes : telles sont les indications banales que chacun peut remplir en puisant à pleines mains dans le diététique et la matière médicale, sans qu'il soit nécessaire d'insister. Cependant, sous ce point de vue même, et à défaut d'observations directes, les expériences si neuves, si essentiellement médicales de M. Corvisart, permettent de formuler quelques données de nature à diriger l'expérimentation clinique.

Dans les cas de gastralgies, d'entéralgies, où il est plus urgent de calmer les douleurs et la révolte des organes contre les aliments que de réparer promptement l'écono-mie, il faut donner pour nourriture l'aliment qui se dissout le plus vite et le plus facilement, quelle que soit la quan-tité de peptones qu'il produise.

Quand il est plus urgent de relever rapidement les forces que d'amoindrir des souffrances gastro-intestinales, il faut au contraire choisir les aliments qui, pour une force diges-tive égale, fournissent le poids le plus élevé de peptones, bien qu'ils soient susceptibles de se dissoudre et de se di-gérer plus lentement.

Celui qui ne digère qu'avec un organe, estomac ou pan-créas, est par ce fait mis à la demi-ration de peptone ; si donc, on peut arriver un jour à apprécier rigoureusement les aliments qui fournissent le plus de peptones sous l'in-fluence de l'estomac, ceux qui en fournissent plus sous celle du pancréas, on saura quels aliments il faut donner de préférence quand l'un des deux organes est épuisé, doit rester en repos, et qu'il importe cependant de relever rapidement les forces générales.

La relation intime qui unit la sécrétion pancréatique effi-cace à la digestion gastrique, doit faire accorder une large place à la thérapeutique des affections de l'estomac.

Dans les cas où la dyspepsie duodénale secondaire est due à la surabondance du suc gastrique ou à l'insuffisance de la sécrétion biliaire, l'usage de la bile à l'intérieur est indiqué.

S'il était possible de déterminer les cas où l'évection seule des ferments digestifs est défectueuse, et défectueuse par le fait d'une paralysie ou d'un spasme, soit des canaux évecteurs ou réservoirs des glandes, soit d'une altération vaso-motrice des vaisseaux de ces glandes, c'est aux sti-mulations nerveuses thérapeutiques qu'il faudrait alors avoir recours.

Lorsque l'absence des ferments digestifs tient à la défail-lance de la formation de ces agents par suite de la qualité défectueuse du sang, c'est-à-dire est dépendante d'une altération de nutrition, la médecine reconstituante fait fausse route en ne s'adressant qu'à des excitants pour reconstituer. Il faut changer la qualité du sang en fournissant à l'absorption les matériaux reconnus nécessaires. On arrivera à ce résultat en favorisant la formation de peptonés gastriques qui, absorbées par l'estomac, vont former les matériaux distinctifs et fonctionnels de la sécrétion pancréatique (1).

Peut-on remédier par des moyens spéciaux à la dyspepsie spéciale produite par la viciation, l'insuffisance ou l'absence du suc pancréatique? En d'autres termes, est-il possible de suppléer à la digestion pancréatique normale par une digestion artificiellement effectuée par le suc pancréatique ou son ferment actif introduits dans l'organisme?

« On a proposé, dit Chomel (2), de faire manger aux dyspeptiques des pancréas de pigeons, qui sont beaucoup plus développés proportionnellement que ceux des autres volatiles, et préparés de manière à en faire un aliment acceptable. Je n'ai assisté qu'à un seul essai de ce genre, assez prolongé malgré l'extrême répugnance qu'il inspirait; le résultat a été nul. » J'ai employé le même moyen en 1859 sans plus de succès, et il faut convenir qu'on n'en peut guère rien attendre. Outre que les propriétés du pancréas sont presque nulles dans certaines conditions que l'expérimentation a déterminées, il est manifeste que la préparation culinaire a pour résultat de les annihiler. Ce n'est point à ce procédé qu'il faut s'adresser, et comme il est à peu près impossible d'employer le suc pancréatique en nature, comme la pancréatine résume ses propriétés actives, c'est de cette substance que l'on devra faire usage.

« Pour employer le suc pancréatique ou gastrique à propos, dit encore Chomel, il faudrait avoir des signes à l'aide desquels on reconnaîtrait que la dyspepsie en pré-

<hr>

(1) L. Corvisart. Loc. cit. passim.
(2) Chomel. Des Dyspepsies, 1857, p. 230.

sence de laquelle on se trouve est due à une altération de ces sucs. Or, la science ne possède pas actuellement ces signes. La possédera-t-elle un jour? Jusque-là on est réduit à essayer ces remèdes à tout hasard et à jeter dans un estomac qui souffre un remède suggéré par la théorie et qui ne peut être utile que dans une condition supposée dont aucun signe positif ne saurait aujourd'hui du moins démontrer l'existence. Enfin, au milieu de ces essais de remèdes, l'action principale, c'est-à-dire le régime, se trouve presque inévitablement reportée sur le second plan. »

Eh! sans doute, il faut tenir grand compte du régime, nul ne songe à le nier. Il faut laisser le moins possible au hasard, s'appliquer à préciser les choses, à saisir les indications, d'accord. Mais quelle est la cause immédiate de telle ou telle forme de la dyspepsie, sinon l'altération des liquides? Quels risques ces tentatives peuvent-elles donc faire courir au malade ? Sommes-nous donc si complètement satisfaits de l'empirisme pour qu'il ne faille rien tenter au-delà ; et l'épithète de théoriciens doit-elle nous effrayer ?

Non ; où point au nous en sommes, la théorie perd son nom ; elle est devenue induction , induction évidemment rationnelle, légitime, qui nous montre le but vers lequel il faut tendre, la voie qu'il faut suivre pour atteindre à sa consécration suprême par l'observation clinique.

Jusqu'ici, il est vrai, les premiers essais n'ont donné aucun résultat, mais ils ont été peu nombreux, peu suivis et l'on en saurait rien conclure.

Au surplus nous savons qu'il y a une difficulté inhérente à la nature même des choses. Une condition essentielle est que la pancréatine agisse isolément ; or, arrivée dans l'estomac, elle s'y détruit. Faut-il en conclure qu'elle ne pourra jamais entrer dans le domaine de la médecine pratique? Non, mais « il faut trouver un artifice qui permette de la préserver de toute action gastrique, de la faire arriver pure dans le duodénum. Alors la thérapeutique aura sans doute acquis une arme nouvelle et puissante, et le traitement physiologique des maladies fonctionnelles de la seconde digestion deviendra aussi simple que l'est celle des troubles digestifs de l'estomac par la pepsine » (Corvisart).

Ce sont là, à vrai dire , des questions plutôt soulevées que résolues ; mais maintenant les expériences ont parlé, l'induction a rempli sa tâche : la route est tracée ; c'est au clinicien de la parcourir, d'indiquer les résultats acquis, de signaler les revers, et ce n'est point en demeurant dans une immobilité paresseuse que l'on parviendra à fixer d'une manière définitive la valeur et les conditions d'emploi de ce moyen thérapeutique.

Un mot, en terminant. Avant tout, j'ai interrogé les faits; plein de respect pour les travaux de nos maîtres, je les ai contrôlés avec cette indépendance sans laquelle l'admiration n'est que fétichisme servile ; j'ai cherché la vérité avec une entière bonne foi, préférant aux tableaux séduisants de la fantaisie les enseignements plus austères de la réalité, m'appliquant, presque avec tristesse, à faire des réserves sur des démonstrations qui m'avaient autrefois vivement frappé , qui étaient la première, sinon la seule raison d'être de cet opuscule. Qu'en reste-t-il en somme? Quelques notions précises et puis des obscurités à éclaircir, des lacunes à combler, des hypothèses à vérifier, plausibles de par la science d'aujourd'hui, que la science de demain confirmera peut-être, mais que peut-être aussi elle réduira en poussière. Je serai trop heureux si en appelant l'attention sur des points importants et négligés j'ai pu substituer le doute qui fait chercher à l'impuissante quiétude des notions vagues, si je suis parvenu à déblayer, à préparer le terrain et à faciliter la construction de l'édifice aux travailleurs de l'avenir.

D'où viennent ces défauts que nul plus que moi ne connaît et ne regrette? des difficultés de la matière, de l'insuffisance des éléments, beaucoup surtout de l'insuffisance de l'auteur, et (pardonnez-moi, Ami Lecteur, cet épanchement intime) beaucoup aussi des circonstances dans lesquelles ce travail s'est produit.

Ces recherches, commencées au milieu des illusions de la jeunesse, à l'heure où tout semble facile et clair, je les ai continuées dans l'isolement scientifique, au milieu des luttes mesquines de la vie, des rudes labeurs, des soucis de la pratique rurale, alors que les difficultés se dressent de toute leur hauteur. C'est en prison, enfin, que ces dernières pages échappent à mes mains fatiguées.

Blessé dans ma dignité, dans ma responsabilité professionnelle à propos d'un certificat d'aliénation, j'ai répondu par une lettre *non publique*, en termes verts et mérités, me tenant à la disposition de mon insulteur. Or, il advint par hasard que mon homme était fonctionnaire, et, qui pis est, qu'au moyen d'une interprétation au moins étrange de la loi sur les aliénés on pouvait, à la rigueur, le considérer comme un fonctionnaire fonctionnant; voilà comment j'en tiens, ou plutôt je suis tenu, pour *six mois*.

Pourquoi cette rigueur inusitée quand, il y a quelques jours, dans la même circonscription, des outrages publies adressés à trois fonctionnaires, étaient réprimés par 25 fr. d'amende? Par la sang-bleu! dit Hamlet, il y a là quelque chose qui est plus que naturel! si la philosophie pouvait le découvrir! Or, peu soucieuse des petites gens qui trouvent, et pour cause, que toute vérité n'est pas bonne à dire, dédaigneuse des petites menaces, indignée des petites intrigues, la philosophie discutera cette question de médecine légale à son heure, avec mesure, mais en toute liberté. En attendant, fort d'une conscience qui n'a jamais fléchi, qui ne fléchira jamais, c'est le front haut que j'appose cette date.

Prison de Soissons, 26 mai 1866.

TABLE.

PREMIÈRE PARTIE.

SECONDE PARTIE.

ERRATA.

Page 54, ligne 25, supprimez *parce que*.
» 56, » 31, au lieu de *prévenues*, lisez *purement*.
» 97, » 15, au lieu de *moptysie*, lisez *hémoptysie*.

Lyon. — Imp. d'A. Vingtrinier.

9 782014 040074